RIESENZELLARTERITIS-DIÄT-KOCHBUCH FÜR ANFÄNGER 2024

Umfassender Leitfaden zur Behandlung von Polymyalgia rheumatica und GCA – einfache Rezepte, Ernährungspläne und Tipps zum Lebensstil, um Entzündungen umzukehren und die Lebensqualität zu verbessern.

Dr. Sarah Matthews

Eine herzliche Dankesnote

Lieber Leser,

Vielen Dank, dass Sie sich die Zeit genommen haben, das „Riesenzellarteriitis-Diät-Kochbuch für Anfänger: Umfassender Leitfaden zur Behandlung von Polymyalgia rheumatica und GCA – einfache Rezepte, Ernährungspläne und Lebensstiltipps zur Bekämpfung von Entzündungen und zur Verbesserung der Lebensqualität" zu erkunden.

Ihr Engagement, mehr über Riesenzellarteriitis (GCA) und Polymyalgia Rheumatica (PMR) zu erfahren, und Ihr Engagement für die Verbesserung Ihrer Gesundheit und Ihres Wohlbefindens sind wirklich lobenswert. Unabhängig davon, ob Sie neu diagnostiziert werden, einen geliebten Menschen unterstützen oder Ihr Verständnis für diese Erkrankungen verbessern möchten, ist Ihr proaktiver Ansatz ein wichtiger Schritt zu mehr Gesundheit und einem erfüllteren Leben.

Die Erstellung dieses Buches war eine Herzensangelegenheit, angetrieben von dem Wunsch, Ihnen praktische, umsetzbare und wissenschaftlich fundierte Informationen zur Verfügung zu stellen, die Sie bei der Bewältigung und Linderung der Symptome von GCA und PMR unterstützen. Ich hoffe aufrichtig, dass die hier angebotenen Rezepte, Ernährungspläne und Lifestyle-Tipps Sie dabei unterstützen, die Kontrolle über Ihre Gesundheit zu übernehmen, Entzündungen zu reduzieren und Ihre Lebensqualität zu verbessern.

Ich bin zutiefst dankbar für die Gelegenheit, diese Reise mit Ihnen teilen zu dürfen. Ihr Vertrauen in diese Ressource bedeutet mir sehr viel und ich fühle mich geehrt, Teil Ihres Weges zum Wohlbefinden zu sein.

Vielen Dank für Ihren Einsatz und Ihre Ausdauer. Gemeinsam können wir die Herausforderungen durch GCA und PMR meistern und ein gesünderes, glücklicheres Leben erreichen.

Mit bestem Dank,

Dr. Sarah Matthews.

INHALTSVERZEICHNIS

Einführung

1. Willkommen auf Ihrer Heilungsreise
2. Riesenzellarteriitis (GCA) und Polymyalgia Rheumatica (PMR) verstehen
3. Die Bedeutung der Ernährung bei der Behandlung von GCA und PMR
4. So verwenden Sie dieses Kochbuch

Kapitel 1: GCA und PMR verstehen

1. Was ist eine Riesenzellarteriitis?
2. Was ist Polymyalgia rheumatica?
3. Symptome und Diagnose
4. Behandlungsmöglichkeiten und die Rolle der Ernährung

Kapitel 2: Die entzündungshemmende Diät

1. Was ist eine entzündungshemmende Diät?
2. Wichtige Nährstoffe und ihre Vorteile
3. Lebensmittel, die Sie einbeziehen und vermeiden sollten
4. Eine ausgewogene entzündungshemmende Mahlzeit zusammenstellen

Kapitel 3: Küchengrundlagen für das GCA-Management

1. Füllen Sie Ihre Speisekammer auf
2. Grundlegende Kochutensilien und -geräte
3. Tipps zur Essenszubereitung und -planung
4. Einkaufsführer für Lebensmittel

Kapitel 4: Frühstücksrezepte

1. Entzündungshemmende Smoothies und Säfte
2. Herzhaftes Vollkornfrühstück

4

3. Proteinreiche Morgenmahlzeiten
4. Leichte und einfache Frühstücksoptionen

Kapitel 5: Mittagsrezepte

1. Nährstoffreiche Salate und Bowls
2. Gesunde Sandwiches und Wraps
3. Heilende Suppen und Eintöpfe
4. Einfache und sättigende Mittagsmahlzeiten

Kapitel 6: Abendessenrezepte

1. Entzündungshemmende Hauptgerichte
2. Köstliche und gesunde Beilagen
3. Eintopf- und Slow-Cooker-Gerichte
4. Wohlfühlessen mit einem heilenden Twist

Kapitel 7: Snacks und Vorspeisen

1. Schnelle und gesunde Snacks
2. Entzündungshemmende Dips und Aufstriche
3. Nährende kleine Häppchen
4. Energiesteigernde Knabbereien

Kapitel 8: Desserts und Leckereien

1. Süße Leckereien ohne schlechtes Gewissen
2. Desserts auf Fruchtbasis
3. Entzündungshemmende Backwaren
4. Einfache und sättigende Desserts

Kapitel 9: Speisepläne und Ernährungsstrategien

1. Wöchentliche Speisepläne für Anfänger
2. Anpassen Ihres Diätplans
3. Tipps für Restaurantbesuche und geselliges Essen
4. Überwachen und Anpassen Ihrer Ernährung

Kapitel 10: Lifestyle-Tipps für den Umgang mit GCA und PMR

1. Die Rolle von Bewegung und körperlicher Aktivität
2. Stressbewältigungs- und Achtsamkeitspraktiken
3. Bedeutung von Schlaf und Ruhe
4. Aufbau eines Unterstützungssystems

Kapitel 11: Häufig gestellte Fragen

1. Häufige Ernährungsbedenken
2. Anpassung von Rezepten für spezielle Diäten
3. Fehlerbehebung und Tipps für den Erfolg

Kapitel 12: Ressourcen und weiterführende Literatur

1. Empfohlene Bücher und Websites
2. Selbsthilfegruppen und Gemeinschaften
3. Professionelle Anleitung und Beratung

Abschluss

1. Nehmen Sie Ihre Heilungsreise an
2. Bleiben Sie motiviert und engagiert
3. Blick nach vorne: Langfristige Gesundheit und Wohlbefinden

Glossar der Begriffe

Einführung

1. Willkommen auf Ihrer Heilungsreise

Willkommen beim „Riesenzellarteriitis-Diät-Kochbuch für Anfänger". Unabhängig davon, ob bei Ihnen die Diagnose neu gestellt wurde oder Sie bereits seit einiger Zeit mit Riesenzellarteriitis (GCA) und Polymyalgia rheumatica (PMR) zu kämpfen haben, soll dieses Buch Ihr Begleiter bei der Verbesserung Ihrer Gesundheit durch Ernährungsumstellungen sein. Diese Erkrankungen können eine Herausforderung sein, aber mit den richtigen Ernährungsstrategien können Sie Symptome lindern, Entzündungen reduzieren und Ihr allgemeines Wohlbefinden verbessern.

Dieses Buch bietet einen umfassenden Leitfaden zum Verständnis von GCA und PMR sowie eine Fülle leicht verständlicher Rezepte, Speisepläne und Lifestyle-Tipps. Unser Ziel ist es, Sie mit dem Wissen und den Werkzeugen auszustatten, die Sie benötigen, um die Kontrolle über Ihre Gesundheit zu übernehmen und eine bessere Lebensqualität zu genießen.

2. Riesenzellarteriitis (GCA) und Polymyalgia Rheumatica (PMR) verstehen

Riesenzellarteriitis und Polymyalgia rheumatica sind beides entzündliche Erkrankungen, die vor allem ältere Erwachsene betreffen. Obwohl sie unabhängig voneinander auftreten können, treten sie häufig nebeneinander auf, was die Verwaltung komplex macht.

- **Riesenzellarteriitis (GCA)** ist eine Form der Vaskulitis, die eine Entzündung der Blutgefäße, insbesondere der Arterien im Kopf- und Halsbereich, verursacht. Dies kann zu starken Kopfschmerzen, empfindlicher Kopfhaut, Kieferschmerzen und Sehstörungen führen. Unbehandelt kann GCA schwerwiegende Komplikationen bis hin zur Erblindung verursachen.
- **Polymyalgia rheumatica (PMR)** verursacht Muskelschmerzen und Steifheit, insbesondere in den Schultern, im Nacken und in den

7

Hüften. Die Steifheit ist normalerweise morgens und nach Phasen der Inaktivität schlimmer. PMR kann die Mobilität und die täglichen Aktivitäten erheblich beeinträchtigen.

Man geht davon aus, dass es sich bei beiden Erkrankungen um Autoimmunkomponenten handelt, bei denen das Immunsystem fälschlicherweise körpereigenes Gewebe angreift. Das Verständnis des Zusammenspiels zwischen diesen Erkrankungen und Entzündungen ist für die Entwicklung eines wirksamen Behandlungsplans von entscheidender Bedeutung.

3. Die Bedeutung der Ernährung bei der Behandlung von GCA und PMR

Während Medikamente, insbesondere Kortikosteroide, den Eckpfeiler der Behandlung von GCA und PMR darstellen, können Änderungen der Ernährung und des Lebensstils eine wichtige Rolle bei der Linderung der Symptome und der Verbesserung der allgemeinen Gesundheit spielen. Eine entzündungshemmende Diät kann dazu beitragen, den Bedarf an hochdosierten Medikamenten zu reduzieren und Nebenwirkungen abzumildern.

Die Nahrung, die Sie zu sich nehmen, kann das Entzündungsniveau in Ihrem Körper beeinflussen. Indem Sie entzündungshemmende Lebensmittel zu sich nehmen und entzündungsfördernde Lebensmittel meiden, können Sie Ihr Immunsystem unterstützen, Schmerzen und Steifheit reduzieren und Ihr Energieniveau verbessern. Dieses Buch führt Sie durch die Prinzipien einer entzündungshemmenden Ernährung und bietet praktische Ratschläge und köstliche Rezepte, die Ihnen dabei helfen, fundierte Ernährungsentscheidungen zu treffen.

4. Verwendung dieses Kochbuchs

Dieses Kochbuch ist so strukturiert, dass es Ihnen einen klaren Weg zu mehr Gesundheit zeigt:

- **Kapitel 1** vermittelt Ihnen ein tiefes Verständnis von GCA und PMR, ihren Symptomen und der Bedeutung eines umfassenden Behandlungsplans.
- **Kapitel 2** stellt die entzündungshemmende Diät vor, erklärt ihre Prinzipien und Vorteile und gibt Ihnen Hinweise darauf, welche Lebensmittel Sie einschließen und vermeiden sollten.
- **Kapitel 3** konzentriert sich auf das Wesentliche in der Küche, von der Bevorratung Ihrer Speisekammer bis hin zu wichtigen Werkzeugen, um sicherzustellen, dass Sie für die Zubereitung nahrhafter Mahlzeiten gut vorbereitet sind.
- **Kapitel 4-8** bieten eine Vielzahl von Rezepten für jede Mahlzeit und jeden Anlass, sodass Ihnen nie die Ideen für köstliche und gesunde Gerichte ausgehen.
- **Kapitel 9** bietet auf Anfänger zugeschnittene Speisepläne und Ernährungsstrategien und hilft Ihnen, diese Änderungen in Ihren Alltag zu integrieren.
- **Kapitel 10** bespricht Lifestyle-Tipps über die Ernährung hinaus, wie Bewegung, Stressbewältigung und Schlaf, die für die Behandlung von GCA und PMR von entscheidender Bedeutung sind.
- **Kapitel 11** beantwortet häufig gestellte Fragen und bietet Tipps zur Fehlerbehebung, damit Sie den Überblick behalten.
- **Kapitel 12** Bietet zusätzliche Ressourcen und weiterführende Literatur für diejenigen, die tiefer in das Thema eintauchen möchten.

Die Rezepte sind so konzipiert, dass sie leicht zu befolgen sind und die Zutaten leicht zugänglich und nahrhaft sind. Jedes Rezept ist darauf ausgelegt, Ihre Gesundheitsziele zu unterstützen und sicherzustellen, dass Sie den größtmöglichen Nutzen aus Ihrer Ernährungsumstellung ziehen.

KAPITEL 1

GCA UND PMR VERSTEHEN

Was ist eine Riesenzellarteriitis?

Die Riesenzellarteriitis (GCA) ist eine Form der Vaskulitis, das heißt, sie verursacht eine Entzündung der Blutgefäße. Diese Erkrankung betrifft vor allem die großen und mittelgroßen Arterien, insbesondere die im Kopf, was bei nicht rechtzeitiger Behandlung zu schweren Komplikationen führen kann.

- **Symptome:** GCA kann mit einer Vielzahl von Symptomen einhergehen, darunter starke Kopfschmerzen, empfindliche Kopfhaut, Kieferschmerzen, Sehstörungen, Fieber und Müdigkeit. Diese Symptome können Ihre Lebensqualität erheblich beeinträchtigen, weshalb es wichtig ist, sie frühzeitig zu erkennen und zu behandeln.

- **Komplikationen:** Unbehandelt kann GCA aufgrund der Entzündung und Schädigung der Blutgefäße zu schwerwiegenden Komplikationen wie dauerhaftem Sehverlust, Schlaganfall oder Aneurysmen führen.

- **Ursachen und Risikofaktoren:** Die genaue Ursache der GCA ist unbekannt, es wird jedoch angenommen, dass sie auf einer Kombination aus genetischer Veranlagung und Umweltfaktoren beruht. Betroffen sind vorwiegend Personen über 50 Jahre, wobei Frauen häufiger betroffen sind als Männer.

2. Was ist Polymyalgia rheumatica?

Polymyalgia Rheumatica (PMR) ist eine entzündliche Erkrankung, die Muskeln und Gelenke betrifft. Es steht in engem Zusammenhang mit GCA, da bei vielen Patienten beide Erkrankungen gleichzeitig oder nacheinander auftreten.

- **Symptome:** PMR verursacht typischerweise Muskelschmerzen und Steifheit, insbesondere in den Schultern, im Nacken und in den Hüften. Die Steifheit ist häufig morgens oder nach Phasen der Inaktivität am stärksten und kann die Mobilität und die täglichen Aktivitäten stark einschränken.

- **Diagnose:** Die Diagnose einer PMR erfordert eine Kombination aus klinischer Untersuchung, Bluttests zur Überprüfung auf Entzündungsmarker (wie ESR und CRP) und Reaktion auf Kortikosteroide, die die Symptome sehr wirksam lindern.

- **Beziehung zu GCA:** Bis zu 30 % der Patienten mit PMR können eine GCA entwickeln, und etwa 50 % der Patienten mit GCA haben auch Symptome einer PMR. Die Überschneidung dieser Bedingungen unterstreicht die Bedeutung eines umfassenden Managements.

3. Symptome und Diagnose

Das Erkennen der Symptome von GCA und PMR ist für eine frühzeitige Diagnose und Behandlung von entscheidender Bedeutung:

- **GCA-Symptome:** Starke Kopfschmerzen, empfindliche Kopfhaut, Kiefer-Claudicatio (Schmerzen beim Kauen), Sehstörungen (wie verschwommenes Sehen oder Doppeltsehen), Fieber, Müdigkeit und Gewichtsverlust.

- **PMR-Symptome:** Beidseitige Schmerzen und Morgensteifheit in Schultern, Nacken und Hüften, Müdigkeit, leichtes Fieber und allgemeines Unwohlsein.

Diagnostische Ansätze:

- **Körperliche Untersuchung:** Eine gründliche klinische Bewertung durch einen Gesundheitsdienstleister ist unerlässlich. Dies kann das Abtasten der Schläfenarterien und die Überprüfung auf Empfindlichkeit und Schwellung umfassen.

- **Bluttests:** Erhöhte Erythrozytensedimentationsraten (ESR) und C-reaktive Proteine (CRP) treten sowohl bei GCA als auch bei PMR häufig auf und weisen auf eine Entzündung hin.

- **Bildgebung:** Ultraschall oder MRT können helfen, Entzündungen in den Arterien und Muskeln sichtbar zu machen.

- **Biopsie:** Um die Diagnose einer GCA zu bestätigen, wird häufig eine Biopsie der Schläfenarterie durchgeführt. Dabei wird eine kleine Probe der Arterie zur mikroskopischen Untersuchung entnommen, um eine Entzündung festzustellen.

4. Behandlungsmöglichkeiten und die Rolle der Ernährung

Die primäre Behandlung von GCA und PMR umfasst Kortikosteroide, um Entzündungen schnell zu reduzieren und Komplikationen vorzubeugen. Allerdings kann die langfristige Einnahme von Steroiden zu erheblichen Nebenwirkungen führen, weshalb die Erforschung zusätzlicher Behandlungsstrategien unerlässlich ist.

Medikamente:

- **Kortikosteroide:** Prednison wird häufig zur Kontrolle von Entzündungen eingesetzt. Die Anfangsdosis ist typischerweise hoch und wird schrittweise auf die niedrigste wirksame Dosis reduziert.

- **Immunsuppressiva:** In einigen Fällen können Medikamente wie Methotrexat oder Tocilizumab eingesetzt werden, um die Steroidabhängigkeit zu verringern.

- **Kalzium und Vitamin D:** Um den Auswirkungen einer langfristigen Steroidanwendung auf die Knochengesundheit entgegenzuwirken, werden häufig Nahrungsergänzungsmittel empfohlen.

Die Rolle der Ernährung:

Ernährungsumstellungen können das Entzündungsniveau und die allgemeine Gesundheit erheblich beeinflussen. Eine entzündungshemmende Diät kann helfen, die Symptome zu lindern, den Bedarf an hochdosierten Medikamenten zu verringern und die Lebensqualität zu verbessern. Dieses Buch führt Sie durch die Prinzipien einer entzündungshemmenden Ernährung und konzentriert sich dabei auf nährstoffreiche Lebensmittel, die Ihre Gesundheit und Ihr Wohlbefinden unterstützen.

KAPITEL 2

DIE ENTZÜNDUNGSHEMMENDE DIÄT

1. Was ist eine entzündungshemmende Diät?

Eine entzündungshemmende Diät konzentriert sich auf die Aufnahme von Nahrungsmitteln, die Entzündungen reduzieren, und auf den Ausschluss derjenigen, die dazu beitragen könnten. Chronische Entzündungen sind ein Schlüsselfaktor bei vielen Krankheiten, einschließlich GCA und PMR. Das Ziel dieser Diät besteht darin, die Immunantwort Ihres Körpers zu unterstützen, Symptome zu lindern und die allgemeine Gesundheit durch eine ausgewogene Ernährung zu verbessern.

Hauptbestandteile einer entzündungshemmenden Diät:

- **Früchte und Gemüse:** Diese sind reich an Vitaminen, Mineralien, Ballaststoffen und Antioxidantien, die alle bei der Bekämpfung von Entzündungen helfen. Achten Sie auf eine Vielfalt an Farben, um ein breites Spektrum an Nährstoffen sicherzustellen.
- **Vollkorn:** Vollkornprodukte wie brauner Reis, Quinoa, Hafer und Vollkorn liefern wichtige Nährstoffe und Ballaststoffe, die bei der Regulierung von Entzündungen helfen können.
- **Gesunde Fette:** Quellen wie Olivenöl, Avocados, Nüsse und Samen sind reich an einfach und mehrfach ungesättigten Fetten, die entzündungshemmende Eigenschaften haben.
- **Schlanke Proteine:** Dazu gehören Fisch, insbesondere fetter Fisch wie Lachs und Makrele, die einen hohen Anteil an Omega-3-Fettsäuren haben, sowie Geflügel und pflanzliche Proteine wie Bohnen und Linsen.
- **Gewürze und Kräuter:** Viele Gewürze und Kräuter wie Kurkuma, Ingwer, Knoblauch und Zimt haben eine starke entzündungshemmende Wirkung.

2. Wichtige Nährstoffe und ihre Vorteile

Bestimmte Nährstoffe reduzieren Entzündungen besonders wirksam und unterstützen die allgemeine Gesundheit:

- **Omega-3-Fettsäuren:** Diese kommen in fettem Fisch (wie Lachs und Makrele), Leinsamen, Chiasamen und Walnüssen vor. Omega-3-Fettsäuren helfen, Entzündungen zu reduzieren und können die Symptome chronisch entzündlicher Erkrankungen verbessern.
- **Antioxidantien:** Die Vitamine A, C und E sowie Phytonährstoffe in buntem Obst und Gemüse bekämpfen oxidativen Stress und Entzündungen.
- **Faser:** Ballaststoffe, die in Obst, Gemüse und Vollkornprodukten enthalten sind, unterstützen die Verdauung und tragen zur Aufrechterhaltung eines gesunden Darmmikrobioms bei, was Entzündungen reduzieren kann.
- **Probiotika:** Probiotika kommen in fermentierten Lebensmitteln wie Joghurt, Kefir, Sauerkraut und Kimchi vor und unterstützen die Darmgesundheit, die eng mit der Immunfunktion und Entzündungen verbunden ist.
- **Vitamin-D:** Vitamin D kommt oft in angereicherten Lebensmitteln und Nahrungsergänzungsmitteln vor und spielt eine entscheidende Rolle bei der Immunregulation und kann helfen, Entzündungen zu reduzieren.

3. Lebensmittel, die Sie einbeziehen und vermeiden sollten

Bei einer entzündungshemmenden Ernährung ist es wichtig, sich auf Lebensmittel zu konzentrieren, die Entzündungen reduzieren und gleichzeitig solche zu meiden, die sie verschlimmern können:

Einzuschließende Lebensmittel:

- **Früchte:** Beeren, Äpfel, Orangen und Kirschen

- **Gemüse:** Blattgemüse (Spinat, Grünkohl), Kreuzblütler (Brokkoli, Rosenkohl) und Wurzelgemüse (Süßkartoffeln, Karotten)
- **Vollkorn:** Brauner Reis, Quinoa, Hafer, Gerste und Vollkornprodukte
- **Gesunde Fette:** Olivenöl, Avocados, Nüsse (Mandeln, Walnüsse) und Samen (Leinsamen, Chiasamen)
- **Schlanke Proteine:** Fetter Fisch, Geflügel ohne Haut, Bohnen und Hülsenfrüchte
- **Gewürze und Kräuter:** Kurkuma, Ingwer, Knoblauch, Zimt und Rosmarin

Lebensmittel zu vermeiden:

- **Verarbeitete Lebensmittel:** Snacks, Tiefkühlgerichte und Fast Food
- **Raffinierter Zucker:** Zuckerhaltige Getränke, Süßigkeiten, Gebäck und Desserts
- **Trans-Fette:** Kommt in vielen frittierten und kommerziell gebackenen Produkten vor
- **Übermäßiger Alkohol:** Alkohol kann Entzündungen verstärken und sollte, wenn überhaupt, in Maßen genossen werden
- **Rotes und verarbeitetes Fleisch:** Diese können zu Entzündungen beitragen und sollten begrenzt werden

4. Eine ausgewogene entzündungshemmende Mahlzeit zusammenstellen

Die Zubereitung ausgewogener Mahlzeiten ist der Schlüssel zur Aufrechterhaltung einer entzündungshemmenden Ernährung. Hier sind einige Tipps zum Aufbau Ihres Tellers:

Frühstück:

- **Fruchtsmoothie:** Für einen nährstoffreichen Start in den Tag vermischen Sie Spinat, Beeren, eine Banane, Leinsamen und Mandelmilch.
- **Haferflocken:** Mit frischen Beeren, einem Schuss Honig und einer Handvoll Nüssen belegen und so eine sättigende Mahlzeit zubereiten.
- **Avocado Toast:** Vollkorntoast mit zerdrückter Avocado, einer Prise Chiasamen und einem Schuss Zitronensaft.

Mittagessen:

- **Salatschüssel:** Gemischtes Gemüse mit Quinoa, Kirschtomaten, Gurken, Kichererbsen und einem Kurkuma-Tahini-Dressing.
- **Wrap mit gegrilltem Hähnchen:** Vollkorn-Wrap mit gegrilltem Hähnchen, Spinat, Avocado und einer Tomatenscheibe.
- **Gemüsesuppe:** Eine herzhafte Gemüse-Linsen-Suppe, vollgepackt mit Karotten, Sellerie, Tomaten und Grünkohl.

Abendessen:

- **Gebackener Lachs:** Serviert mit einer Beilage aus gerösteten Süßkartoffeln und gedünstetem Brokkoli.
- **Quinoa-Pfanne:** Gemischt mit bunten Paprika, Erbsen und Tofu, gewürzt mit Ingwer und Knoblauch.
- **Hähnchen- und Gemüsespieße:** Mariniert in Olivenöl und Kräutern, serviert mit einer Beilage braunem Reis.

Snacks:

- **Frisches Obst:** Apfelscheiben mit Mandelbutter oder einer Handvoll Beeren.
- **Nüsse und Samen:** Eine Mischung aus Mandeln, Walnüssen und Kürbiskernen.

- **Perfekter Joghurt:** Griechischer Joghurt mit einem Schuss Honig, Chiasamen und frischem Obst.

Nachspeisen:

- **Dunkle Schokolade:** Ein paar Quadrate dunkle Schokolade (70 % Kakao oder höher).
- **Fruchtsalat:** Eine Mischung aus Ihren Lieblingsfrüchten, garniert mit einem Klecks Joghurt.
- **Bratäpfel:** Mit Nüssen und einer Prise Zimt gefüllt und zart gebacken.

Wenn Sie diese Richtlinien befolgen, können Sie köstliche Mahlzeiten zubereiten, die sich positiv auf die Behandlung von GCA und PMR auswirken.

KAPITEL 3

KÜCHENUTENSILIEN

1. Füllen Sie Ihre Speisekammer

Die Entwicklung einer entzündungshemmenden Diät beginnt damit, dass die richtigen Zutaten zur Hand sind. Hier finden Sie eine umfassende Liste mit Grundnahrungsmitteln für die Speisekammer, um sicherzustellen, dass Sie immer auf die Zubereitung gesunder, entzündungshemmender Mahlzeiten vorbereitet sind.

Getreide und Hülsenfrüchte:

- **Quinoa:** Quinoa ist reich an Proteinen und Ballaststoffen und eine vielseitige Basis für viele Gerichte.

- **Brauner Reis:** Ein Vollkorn, das stetig Energie und wichtige Nährstoffe liefert.

- **Hafer:** Ideal zum Frühstück und Backen, reich an Ballaststoffen und Nährstoffen.

- **Linsen und Bohnen:** Hervorragende pflanzliche Proteinquellen, die zudem reich an Ballaststoffen sind.

- **Vollkornnudeln:** Eine gesündere Alternative zu raffinierter Pasta.

Gesunde Fette:

- **Natives Olivenöl extra:** Eine Hauptquelle für einfach ungesättigte Fette und Antioxidantien.

- **Kokosnussöl:** Gut zum Kochen bei höheren Temperaturen.

- **Avocadoöl:** Ein weiteres ausgezeichnetes Speiseöl mit hohem Rauchpunkt.

- **Nüsse und Samen:** Mandeln, Walnüsse, Chiasamen, Leinsamen und Kürbiskerne.

Proteine:

- **Dosenfisch:** Zum Beispiel Lachs und Sardinen, die reich an Omega-3-Fettsäuren sind.

- **Getrocknete oder konservierte Bohnen:** Darunter schwarze Bohnen, Kichererbsen und Linsen.

- **Nüsse und Nussbutter:** Mandelbutter und Erdnussbutter, ohne Zucker- oder Ölzusatz.

- **Tofu und Tempeh:** Tolle pflanzliche Proteinoptionen.

Gewürze und Kräuter:

- **Kurkuma:** Bekannt für seine starken entzündungshemmenden Eigenschaften.

- **Ingwer:** Verleiht Geschmack und wirkt entzündungshemmend.

- **Knoblauch:** Ein wesentlicher Inhaltsstoff mit zahlreichen gesundheitlichen Vorteilen.

- **Zimt:** Kann helfen, den Blutzucker zu regulieren und Entzündungen zu reduzieren.

- **Getrocknete Kräuter:** Wie Oregano, Thymian, Basilikum und Rosmarin.

Früchte und Gemüse:

- **Tomaten aus der Dose:** Für Saucen, Suppen und Eintöpfe.

- **Getrocknete Früchte:** Wie Aprikosen, Rosinen und Preiselbeeren (ohne Zuckerzusatz).

- **Gefrorenes Gemüse:** Zum Beispiel Spinat, Erbsen und gemischtes Gemüse für schnelle Mahlzeiten.

- **Gefrorene Beeren:** Reich an Antioxidantien und perfekt für Smoothies und Desserts.

Verschiedenes:

- **Natriumarme Brühe:** Hühner-, Rinder- oder Gemüsebrühe für Suppen und zum Kochen von Getreide.

- **Apfelessig:** Ideal für Dressings und Marinaden.

- **Honig oder Ahornsirup:** Natürliche Süßstoffe zum Backen und Kochen.

- **Dunkle Schokolade:** Wählen Sie für einen gesunden Genuss 70 % Kakao oder mehr.

2. Unverzichtbare Küchenutensilien

Mit den richtigen Werkzeugen kann das Kochen angenehmer und effizienter werden. Hier ist eine Liste der wichtigsten Küchenutensilien für die Zubereitung entzündungshemmender Mahlzeiten:

Kochgeschirr:

- **Antihaftbeschichtete Pfanne:** Ideal zum Anbraten von Gemüse und Proteinen mit wenig Öl.

- **Großer Topf:** Für Suppen, Eintöpfe und zum Kochen von Getreide.

- **Backpapier:** Zum Braten von Gemüse und zum Backen gesunder Leckereien.

- **Slow Cooker:** Für die Zubereitung einfacher, schnell zubereiteter Mahlzeiten.

- **Mixer:** Für Smoothies, Suppen und Saucen.

- **Küchenmaschine:** Nützlich zum Hacken, Mischen und Zubereiten gesunder Dips und Aufstriche.

Utensilien:

- **Scharfe Messer:** Ein Kochmesser und Schälmesser zum Hacken und Schneiden.

- **Schneidebretter:** Mindestens einer für Gemüse und einer für Proteine.

- **Rührschüsseln:** Verschiedene Größen zum Zubereiten von Zutaten.

- **Messbecher und Löffel:** Für genaue Messungen.

- **Holzlöffel und Spatel:** Schonend zum Kochgeschirr und vielseitig einsetzbar.

- **Gemüseschäler:** Zum Schälen von Obst und Gemüse.

- **Schneebesen:** Zum Mischen von Dressings und Teigen.

- **Sieb:** Zum Abtropfen von Nudeln und zum Spülen von Gemüse und Hülsenfrüchten.

Haushaltsgeräte:

- **Elektrischer Mixer:** Zum Backen und Mischen von Zutaten.

- **Toaster:** Für schnelles und bequemes Kochen.

- **Instant Pot:** Ein vielseitiges Gerät zum Schnellkochen, langsamen Garen und mehr.

3. Tipps zur Essensplanung und -zubereitung

Die Planung und Zubereitung von Mahlzeiten im Voraus kann Ihnen dabei helfen, Ihre entzündungshemmende Ernährung einzuhalten. Hier sind einige Tipps, die die Essensplanung und -zubereitung erleichtern:

Planen Sie Ihre Mahlzeiten:

- **Wöchentliche Planung:** Nehmen Sie sich jede Woche etwas Zeit, um Ihre Mahlzeiten zu planen. Überlegen Sie, welche Rezepte Sie ausprobieren möchten und erstellen Sie eine Einkaufsliste.

- **Ausgewogene Mahlzeiten:** Stellen Sie sicher, dass jede Mahlzeit eine Proteinquelle, gesunde Fette, Vollkornprodukte und viel Gemüse enthält.

- **Batch-Kochen:** Bereiten Sie größere Portionen zu, die sich leicht aufwärmen lassen, beispielsweise Suppen, Eintöpfe und Aufläufe.

Zutaten für die Zubereitung:

- **Gemüse im Voraus hacken:** Waschen und schneiden Sie das Gemüse eine Woche lang, um an arbeitsreichen Tagen Zeit zu sparen.

- **Getreide im Voraus kochen:** Bereiten Sie eine Portion Quinoa, braunen Reis oder Haferflocken vor, um sie für schnelle Mahlzeiten griffbereit zu haben.

- **Portionssnacks:** Portionieren Sie Nüsse, Früchte und andere Snacks vor, um ungesunde Entscheidungen zu vermeiden.

Aufbewahrungstipps:

- **Verwenden Sie Glasbehälter:** Bewahren Sie zubereitete Zutaten und Mahlzeiten in luftdichten Glasbehältern auf, um sie frisch zu halten.

- **Etikett und Datum:** Beschriften Sie Behälter mit Inhalt und Datum, um die Frische im Auge zu behalten.

- **Portionen einfrieren:** Frieren Sie Portionen der Mahlzeiten für die spätere Verwendung ein, insbesondere wenn Sie große Mengen zubereiten.

Kochstrategien:

- **Eintopfgerichte:** Vereinfachen Sie die Reinigung, indem Sie Eintopfgerichte zubereiten, die Proteine, Getreide und Gemüse kombinieren.

- **Blechpfannen-Abendessen:** Rösten Sie Proteine und Gemüse zusammen auf einem Backblech, um eine einfache und nahrhafte Mahlzeit zu erhalten.

- **Verwenden Sie einen Slow Cooker oder Instant Pot:** Insbesondere bei Suppen, Eintöpfen und Schmorgerichten können diese Geräte Zeit und Mühe sparen.

Indem Sie Ihre Speisekammer mit gesunden Grundnahrungsmitteln füllen, Ihre Küche mit wichtigen Werkzeugen ausstatten und effektive Strategien zur Essensplanung und -zubereitung anwenden, können Sie das Kochen und Essen entzündungshemmender Mahlzeiten zu einem nahtlosen und angenehmen Teil Ihrer Routine machen.

4. Einkaufsführer für Lebensmittel

Wenn Sie wissen, worauf Sie achten müssen, kann es unkompliziert sein, im Supermarkt auf eine entzündungshemmende Diät zu achten. Dieser Leitfaden hilft Ihnen dabei, fundierte Entscheidungen zu treffen und sicherzustellen, dass Sie alles haben, was Sie für eine gesunde, entzündungshemmende Ernährung benötigen.

Allgemeine Tipps zum Lebensmitteleinkauf:

- **Kaufen Sie den Perimeter:** Frische Produkte, Fleisch, Milchprodukte und Vollkornprodukte sind häufig rund um den Laden herum zu finden. Verarbeitete und verpackte Lebensmittel, die im Allgemeinen weniger gesund sind, befinden sich meist in den Mittelgängen.

- **Etiketten lesen:** Suchen Sie nach Artikeln mit minimalen Zutaten und ohne Zuckerzusatz, künstliche Konservierungsstoffe oder ungesunde Fette. Die Zutaten sollten erkennbar und vollwertig sein.

- **Wählen Sie frische und vollwertige Lebensmittel:** Entscheiden Sie sich nach Möglichkeit für frische, vollwertige Lebensmittel gegenüber verarbeiteten Lebensmitteln. Diese sind typischerweise nährstoffreicher und frei von Zusatzstoffen.

- **Kaufen Sie, wenn möglich, Bio:** Bio-Produkte können Ihre Pestizidbelastung verringern. Wenn das Budget eine Rolle spielt, priorisieren Sie den Kauf von Bioprodukten für die „Dirty Dozen"-Liste der Produkte mit den höchsten Pestizidrückständen.

- **Vorausplanen:** Erstellen Sie eine Liste basierend auf Ihrem Essensplan, um Spontankäufe zu vermeiden und sicherzustellen, dass Sie alle Zutaten haben, die Sie für Ihre Rezepte benötigen.

Produzieren:

- **Früchte:** Äpfel, Beeren (Blaubeeren, Erdbeeren, Himbeeren), Orangen, Birnen, Weintrauben, Bananen und Zitrusfrüchte. Sowohl frische als auch gefrorene Optionen sind eine gute Wahl.

- **Gemüse:** Blattgemüse (Spinat, Grünkohl, Mangold), Kreuzblütler (Brokkoli, Blumenkohl, Rosenkohl), Wurzelgemüse (Süßkartoffeln, Karotten, Rüben) und anderes Gemüse (Paprika, Zucchini, Gurken, Tomaten).

- **Kräuter:** Frische Kräuter wie Petersilie, Koriander, Basilikum, Thymian und Rosmarin können den Geschmack verbessern und gesundheitliche Vorteile bieten.

Getreide und Hülsenfrüchte:

- **Vollkorn:** Brauner Reis, Quinoa, Gerste, Farro, Bulgur, Vollkornnudeln und Hafer.

- **Hülsenfrüchte:** Getrocknete oder konservierte Bohnen (schwarze Bohnen, Kichererbsen, Kidneybohnen, Linsen).

25

Proteine:

- **Fisch:** Frischer oder gefrorener Lachs, Makrele, Sardinen und andere fetthaltige Fische, die reich an Omega-3-Fettsäuren sind.

- **Geflügel:** Hähnchen und Truthahn aus Bio- oder Freilandhaltung.

- **Tofu und Tempeh:** Wenn möglich gentechnikfreie und biologische Optionen.

- **Eier:** Eier aus Freilandhaltung oder Bio-Eiern.

Milchprodukte und Alternativen:

- **Joghurt:** Griechischer Joghurt oder andere proteinreiche Optionen, vorzugsweise ungesüßt und mit lebenden Kulturen.

- **Milchalternativen:** Mandelmilch, Kokosmilch, Hafermilch und andere pflanzliche Optionen ohne Zuckerzusatz.

- **Käse:** Moderation ist der Schlüssel; Wählen Sie natürlichen, minimal verarbeiteten Käse.

Nüsse, Samen und Öle:

- **Nüsse:** Mandeln, Walnüsse, Pekannüsse und Pistazien. Entscheiden Sie sich für roh oder trocken geröstet ohne Zusatz von Ölen oder Salzen.

- **Samen:** Chiasamen, Leinsamen, Kürbiskerne und Sonnenblumenkerne.

- **Öle:** Extra natives Olivenöl, Kokosöl, Avocadoöl.

Gewürze und Gewürze:

- **Gewürze:** Kurkuma, Ingwer, Zimt, Kreuzkümmel, Koriander, Paprika und schwarzer Pfeffer.

- **Gewürze:** Senf, Apfelessig, Balsamico-Essig und natriumarme Sojasauce oder Tamari.

- **Kräuter:** Frische oder getrocknete Optionen wie Oregano, Thymian, Rosmarin und Basilikum.

Getränke:

- **Wasser:** Unverzichtbar für die Flüssigkeitszufuhr. Erwägen Sie, für den Geschmack Zitronen- oder Gurkenscheiben hinzuzufügen.

- **Kräutertees:** Grüner Tee, Kamille und andere koffeinfreie Optionen.

- **Smoothie-Zutaten:** Ungesüßte Mandelmilch, Kokoswasser und verschiedene gefrorene Früchte und Gemüse.

Snacks:

- **Früchte und Gemüse:** Vorgeschnittenes Gemüse wie Karottenstifte, Gurkenscheiben und Apfelspalten.

- **Gesunde Snackriegel:** Suchen Sie nach Riegeln mit Vollwertzutaten und minimalem Zuckerzusatz.

- **Hummus und Guacamole:** Perfekt zum Dippen von Gemüse oder als Aufstrich auf Vollkorncrackern.

Tipps zum Lebensmitteleinkauf:

- **Saisonale und lokale Produkte:** Entscheiden Sie sich für saisonales Obst und Gemüse, um Frische und bessere Preise zu gewährleisten. Lokale Bauernmärkte sind ausgezeichnete Quellen für frische Produkte.

- **Großeinkauf:** Erwägen Sie den Kauf von Getreide, Nüssen und Samen in großen Mengen, um Geld zu sparen und Verpackungsmüll zu reduzieren.

- **Angebote und Gutscheine:** Profitieren Sie von Sonderangeboten und nutzen Sie Gutscheine für gesunde Artikel, um Ihr Lebensmittelbudget zu verwalten.

Durch die Befolgung dieses Leitfadens können Sie sicherstellen, dass Ihre Küche immer mit dem Nötigsten für die Zubereitung köstlicher und nahrhafter entzündungshemmender Mahlzeiten ausgestattet ist. Mit den richtigen Zutaten wird die Einhaltung Ihrer Diät einfacher und angenehmer.

KAPITEL 4

FRÜHSTÜCKSREZEPTE

Das Frühstück ist die wichtigste Mahlzeit des Tages, insbesondere bei der Behandlung von Erkrankungen wie Riesenzellarteriitis (GCA) und Polymyalgia Rheumatica (PMR). Wenn Sie Ihren Tag mit entzündungshemmenden Lebensmitteln beginnen, können Sie die Symptome lindern und für anhaltende Energie sorgen. Hier finden Sie einige detaillierte, köstliche und nährstoffreiche Frühstücksrezepte zur Bekämpfung von Entzündungen.

1. Entzündungshemmende Smoothie-Bowl

Zutaten:

- 1 Tasse gefrorene gemischte Beeren (Blaubeeren, Erdbeeren, Himbeeren)
- 1 Banane, in Scheiben geschnitten
- 1 Tasse ungesüßte Mandelmilch oder Kokosmilch
- 1 Esslöffel Chiasamen
- 1 Esslöffel Leinsamen
- 1 Teelöffel Kurkumapulver
- 1 Teelöffel Honig oder Ahornsirup (optional)
- Belag: frische Beeren, Bananenscheiben, Müsli, Kokosflocken und Mandelbutter

Anweisungen:

1. In einem Mixer die gefrorenen Beeren, Banane, Mandelmilch, Chiasamen, Leinsamen, Kurkumapulver und Honig oder Ahornsirup (falls verwendet) vermischen. Alles glatt rühren.
2. Den Smoothie in eine Schüssel geben.

3. Mit frischen Beeren, Bananenscheiben, Müsli, Kokosflocken und einem Schuss Mandelbutter belegen.
4. Genießen Sie es sofort für einen erfrischenden und nährstoffreichen Start in den Tag.

Vorteile: Diese Smoothie-Bowl ist reich an Antioxidantien, Ballaststoffen und gesunden Fetten. Kurkuma verleiht starke entzündungshemmende Eigenschaften, während die Beeren eine hohe Dosis an Vitaminen und Antioxidantien liefern.

---

2. Quinoa-Frühstücksbrei

Zutaten:

- 1 Tasse gekochte Quinoa
- 1 Tasse ungesüßte Mandelmilch
- 1 Esslöffel Chiasamen
- 1 Esslöffel Mandelbutter
- 1 Esslöffel Ahornsirup
- 1 Teelöffel Vanilleextrakt
- 1/2 Teelöffel gemahlener Zimt
- Toppings: frische Beeren, Bananenscheiben, gehackte Nüsse und ein Schuss Honig

Anweisungen:

1. In einem mittelgroßen Topf das gekochte Quinoa und die Mandelmilch vermischen. Bei mittlerer Hitze zum Kochen bringen.
2. Chiasamen, Mandelbutter, Ahornsirup, Vanilleextrakt und gemahlenen Zimt unterrühren.
3. Unter gelegentlichem Rühren kochen, bis die Mischung eindickt und durchgewärmt ist, etwa 5–7 Minuten.

4. Den Brei in Schüsseln servieren und mit frischen Beeren, Bananenscheiben, gehackten Nüssen und einem Schuss Honig belegen.
5. Warm genießen.

Vorteile: Quinoa ist ein vollständiges Protein, das alle neun essentiellen Aminosäuren enthält. Dieser Brei ist außerdem reich an Ballaststoffen, gesunden Fetten und Antioxidantien und eignet sich daher hervorragend für ein sättigendes und entzündungshemmendes Frühstück.

3. Avocado-Ei-Toast

Zutaten:

- 1 reife Avocado
- 2 Scheiben Vollkorn- oder Sauerteigbrot
- 2 große Eier
- 1 Esslöffel Olivenöl
- Salz und Pfeffer nach Geschmack
- Rote Paprikaflocken (optional)
- Frische Kräuter (optional: Koriander, Petersilie oder Schnittlauch)

Anweisungen:

1. Toasten Sie die Brotscheiben bis zur gewünschten Knusprigkeit.
2. Während das Brot röstet, erhitzen Sie das Olivenöl in einer kleinen Pfanne bei mittlerer Hitze. Schlagen Sie die Eier in die Pfanne und kochen Sie sie etwa 3–4 Minuten lang, bis das Eiweiß fest, das Eigelb aber noch flüssig ist.
3. Während die Eier kochen, die Avocado in einer Schüssel zerdrücken und mit Salz und Pfeffer würzen.
4. Verteilen Sie die zerdrückte Avocado gleichmäßig auf den gerösteten Brotscheiben.

31

5. Belegen Sie jede Scheibe mit einem Spiegelei. Bei Bedarf mit Paprikaflocken und frischen Kräutern bestreuen.
6. Sofort servieren.

Vorteile: Avocado liefert gesunde einfach ungesättigte Fette und eine Vielzahl an Vitaminen und Mineralstoffen. Eier sind eine großartige Proteinquelle und wichtige Nährstoffe. Zusammen ergeben sie ein ausgewogenes, entzündungshemmendes Frühstück, das sowohl sättigend als auch lecker ist.

---

4. Mit Kurkuma gewürztes Haferflockenmehl

Zutaten:

- 1 Tasse Haferflocken
- 2 Tassen ungesüßte Mandelmilch oder Wasser
- 1 Teelöffel gemahlener Kurkuma
- 1/2 Teelöffel gemahlener Zimt
- 1 Esslöffel Ahornsirup oder Honig
- 1/4 Teelöffel schwarzer Pfeffer (um die Aufnahme von Kurkuma zu verbessern)
- Toppings: Bananenscheiben, Blaubeeren, gehackte Nüsse und ein Schuss Mandelbutter

Anweisungen:

1. In einem mittelgroßen Topf Mandelmilch oder Wasser zum Kochen bringen.
2. Haferflocken, gemahlene Kurkuma, gemahlenen Zimt und schwarzen Pfeffer unterrühren.
3. Reduzieren Sie die Hitze auf mittlere bis niedrige Stufe und kochen Sie unter gelegentlichem Rühren etwa 5 Minuten lang, bis die Haferflocken weich sind und die Mischung eingedickt ist.
4. Vom Herd nehmen und Ahornsirup oder Honig unterrühren.

5. Die Haferflocken in Schüsseln servieren und mit Bananenscheiben, Blaubeeren, gehackten Nüssen und einem Schuss Mandelbutter belegen.

6. Warm genießen.

Vorteile: Dieses Haferflockenmehl ist vollgepackt mit entzündungshemmenden Gewürzen wie Kurkuma und Zimt, die nicht nur Geschmack verleihen, sondern auch erhebliche gesundheitliche Vorteile bieten. Die Kombination aus Haferflocken und Toppings bietet eine ausgewogene Mischung aus Ballaststoffen, Proteinen und gesunden Fetten.

5. Chia-Samen-Pudding

Zutaten:

- 1/4 Tasse Chiasamen
- 1 Tasse ungesüßte Mandelmilch
- 1 Esslöffel Ahornsirup oder Honig
- 1/2 Teelöffel Vanilleextrakt
- Toppings: frische Beeren, Bananenscheiben, Müsli und eine Prise Zimt

Anweisungen:

1. In einer Schüssel oder einem Glas Chiasamen, Mandelmilch, Ahornsirup oder Honig und Vanilleextrakt vermischen. Zum Mischen gut umrühren.

2. Abdecken und mindestens 4 Stunden oder über Nacht im Kühlschrank lagern, bis die Chiasamen die Flüssigkeit aufgesogen haben und die Mischung zu einer puddingähnlichen Konsistenz eingedickt ist.

3. Rühren Sie den Pudding vor dem Servieren um, um eine gleichmäßige Konsistenz zu gewährleisten.

4. Den Pudding auf Schüsseln verteilen und mit frischen Beeren, Bananenscheiben, Müsli und einer Prise Zimt belegen.
5. Kalt genießen.

Vorteile: Chiasamen sind ein Kraftpaket der Ernährung und liefern Omega-3-Fettsäuren, Ballaststoffe und Proteine. Dieser Pudding lässt sich einfach im Voraus zubereiten und ist eine praktische und nährstoffreiche Frühstücksoption.

---

6. Grüner Smoothie

Zutaten:

- 1 Tasse Spinat- oder Grünkohlblätter, verpackt
- 1 Banane
- 1/2 Avocado
- 1 Tasse ungesüßte Mandelmilch
- 1 Esslöffel Chiasamen
- 1 Esslöffel Leinsamen
- 1 Teelöffel Honig oder Ahornsirup (optional)
- 1/2 Teelöffel gemahlener Ingwer (optional)

Anweisungen:

1. In einem Mixer Spinat oder Grünkohl, Banane, Avocado, Mandelmilch, Chiasamen, Leinsamen, Honig oder Ahornsirup (falls verwendet) und gemahlenen Ingwer (falls verwendet) vermischen.
2. Mixen, bis eine glatte und cremige Masse entsteht.
3. In ein Glas füllen und sofort servieren.

Vorteile: Dieser grüne Smoothie ist vollgepackt mit Blattgemüse, gesunden Fetten und Ballaststoffen. Es ist eine erfrischende und energiegeladene Art, den Tag zu beginnen, und liefert eine Vielzahl entzündungshemmender Nährstoffe.

Mit diesen detaillierten Frühstücksrezepten haben Sie eine Vielzahl köstlicher und nahrhafter Möglichkeiten, um gut in den Tag zu starten. Jedes Rezept soll Ihre entzündungshemmende Ernährung unterstützen und Ihnen die Energie liefern, die Sie zur effektiven Behandlung von GCA und PMR benötigen.

2. Herzhaftes Vollkornfrühstück

A. Haferflocken mit Beeren und Nüssen

Zutaten:

- 1 Tasse Haferflocken
- 4 Tassen Wasser oder ungesüßte Mandelmilch
- 1 Tasse gemischte Beeren (Blaubeeren, Erdbeeren, Himbeeren)
- 1/4 Tasse gehackte Nüsse (Walnüsse, Mandeln, Pekannüsse)
- 1 Esslöffel Chiasamen
- 1 Teelöffel gemahlener Zimt
- 1 Esslöffel Honig oder Ahornsirup (optional)

Anweisungen:

1. In einem mittelgroßen Topf das Wasser oder die Mandelmilch zum Kochen bringen.
2. Die Haferflocken einrühren, die Hitze reduzieren und ohne Deckel unter gelegentlichem Rühren etwa 20 bis 30 Minuten lang köcheln lassen, bis die Haferflocken die gewünschte Konsistenz erreicht haben.
3. Vom Herd nehmen und die Haferflocken einige Minuten ruhen lassen, damit sie eindicken.

4. Die Haferflocken auf Schüsseln verteilen und mit gemischten Beeren, gehackten Nüssen, Chiasamen und einer Prise gemahlenem Zimt belegen.
5. Nach Belieben mit Honig oder Ahornsirup beträufeln.
6. Warm servieren.

Vorteile: Stahlhafer wird weniger verarbeitet als Haferflocken und bietet mehr Ballaststoffe und einen niedrigeren glykämischen Index, was zur Stabilisierung des Blutzuckerspiegels beiträgt. Das Topping mit Beeren und Nüssen sorgt für Antioxidantien, gesunde Fette und zusätzliche Ballaststoffe.

B. Frühstücksschüssel mit Quinoa und Früchten

Zutaten:

- 1 Tasse gekochte Quinoa
- 1/2 Tasse ungesüßte Mandelmilch
- 1/2 Teelöffel Vanilleextrakt
- 1 Esslöffel Ahornsirup oder Honig
- 1/2 Tasse frisches Obst (geschnittene Bananen, Erdbeeren, Blaubeeren)
- 1 Esslöffel gehackte Nüsse (Mandeln, Walnüsse)
- 1 Esslöffel Chiasamen

Anweisungen:

1. In einem mittelgroßen Topf gekochtes Quinoa, Mandelmilch, Vanilleextrakt und Ahornsirup oder Honig vermischen.
2. Bei mittlerer Hitze ca. 3–5 Minuten kochen, bis es durchgewärmt ist.
3. Die Quinoa-Mischung auf Schüsseln verteilen.
4. Mit frischem Obst, gehackten Nüssen und Chiasamen belegen.

5. Sofort servieren.

Vorteile: Quinoa ist ein vollständiges Protein und liefert essentielle Aminosäuren. Diese Frühstücksschüssel kombiniert Eiweiß, Ballaststoffe und gesunde Fette, um Sie satt und voller Energie zu halten.

---

3. Proteinreiche Morgenmahlzeiten

A. Mit Gemüse verpacktes Omelett

Zutaten:

- 3 große Eier (oder Eiweiß für eine leichtere Variante)
- 1/4 Tasse gehackter Spinat
- 1/4 Tasse gehackte Paprika (rot, gelb oder grün)
- 1/4 Tasse gehackte Pilze
- 1/4 Tasse gewürfelte Tomaten
- 1/4 Tasse Feta-Käse (optional)
- 1 Esslöffel Olivenöl
- Salz und Pfeffer nach Geschmack
- Frische Kräuter (optional: Petersilie, Koriander)

Anweisungen:

1. In einer mittelgroßen Schüssel die Eier verquirlen und mit Salz und Pfeffer würzen.
2. Das Olivenöl in einer beschichteten Pfanne bei mittlerer Hitze erhitzen.
3. Das gehackte Gemüse dazugeben und ca. 3–5 Minuten anbraten, bis es weich ist.
4. Die Eier über das Gemüse gießen und kochen, bis die Ränder fest werden.
5. Bei Bedarf mit Feta-Käse bestreuen.

6. Das Omelett vorsichtig halbieren und kochen, bis es vollständig fest ist.
7. Mit frischen Kräutern garnieren und sofort servieren.

Vorteile: Dieses Omelett ist voller Eiweiß und Gemüse und liefert wichtige Vitamine und Mineralien. Eier sind eine großartige Quelle für hochwertiges Protein und das Gemüse enthält Ballaststoffe und Antioxidantien.

B. Griechischer Joghurt perfekt

Zutaten:

- 1 Tasse griechischer Joghurt (natur, ungesüßt)
- 1/2 Tasse frische oder gefrorene Beeren (Blaubeeren, Himbeeren, Erdbeeren)
- 1/4 Tasse Müsli (wählen Sie eine zuckerarme Option)
- 1 Esslöffel Honig oder Ahornsirup
- 1 Esslöffel Chiasamen

Anweisungen:

1. In ein Glas oder eine Schüssel den griechischen Joghurt, die Beeren, das Müsli und die Chiasamen schichten.
2. Mit Honig oder Ahornsirup beträufeln.
3. Wiederholen Sie die Schichten bei Bedarf, um ein höheres Parfait zu erhalten.
4. Sofort servieren.

Vorteile: Griechischer Joghurt ist reich an Proteinen und Probiotika, die die Darmgesundheit unterstützen. Beeren liefern Antioxidantien, während Müsli und Chiasamen Ballaststoffe und gesunde Fette liefern.

4. Leichte und einfache Frühstücksoptionen

A. Avocado-Tomaten-Toast

Zutaten:

- 1 reife Avocado
- 2 Scheiben Vollkornbrot
- 1 mittelgroße Tomate, in Scheiben geschnitten
- Salz und Pfeffer nach Geschmack
- Rote Paprikaflocken (optional)
- Frischer Basilikum oder Koriander (optional)

Anweisungen:

1. Toasten Sie das Vollkornbrot bis zur gewünschten Knusprigkeit.
2. Während das Brot röstet, die Avocado in einer kleinen Schüssel zerdrücken und mit Salz und Pfeffer würzen.
3. Verteilen Sie die zerdrückte Avocado gleichmäßig auf den gerösteten Brotscheiben.
4. Mit Tomatenscheiben belegen.
5. Nach Belieben mit roten Paprikaflocken und frischen Kräutern bestreuen.
6. Sofort servieren.

Vorteile: Dieses einfache, aber nahrhafte Frühstück enthält gesunde Fette aus der Avocado, Vollkorn aus dem Brot und Antioxidantien aus den Tomaten. Es ist schnell zubereitet und macht satt.

B. Chia-Samen Pudding

Zutaten:

- 1/4 Tasse Chiasamen
- 1 Tasse ungesüßte Mandelmilch
- 1 Esslöffel Ahornsirup oder Honig
- 1/2 Teelöffel Vanilleextrakt
- Toppings: frische Beeren, Bananenscheiben, Müsli und eine Prise Zimt

Anweisungen:

1. In einer Schüssel oder einem Glas Chiasamen, Mandelmilch, Ahornsirup oder Honig und Vanilleextrakt vermischen. Zum Mischen gut umrühren.
2. Abdecken und mindestens 4 Stunden oder über Nacht im Kühlschrank lagern, bis die Chiasamen die Flüssigkeit aufgesogen haben und die Mischung zu einer puddingähnlichen Konsistenz eingedickt ist.
3. Rühren Sie den Pudding vor dem Servieren um, um eine gleichmäßige Konsistenz zu gewährleisten.
4. Den Pudding auf Schüsseln verteilen und mit frischen Beeren, Bananenscheiben, Müsli und einer Prise Zimt belegen.
5. Kalt genießen.

Vorteile: Chiasamen sind ein Kraftpaket der Ernährung und liefern Omega-3-Fettsäuren, Ballaststoffe und Proteine. Dieser Pudding lässt sich einfach im Voraus zubereiten und ist eine praktische und nährstoffreiche Frühstücksoption.

C. Grüner Smoothie

Zutaten:

- 1 Tasse Spinat- oder Grünkohlblätter, verpackt

40

- 1 Banane
- 1/2 Avocado
- 1 Tasse ungesüßte Mandelmilch
- 1 Esslöffel Chiasamen
- 1 Esslöffel Leinsamen
- 1 Teelöffel Honig oder Ahornsirup (optional)
- 1/2 Teelöffel gemahlener Ingwer (optional)

Anweisungen:

1. In einem Mixer Spinat oder Grünkohl, Banane, Avocado, Mandelmilch, Chiasamen, Leinsamen, Honig oder Ahornsirup (falls verwendet) und gemahlenen Ingwer (falls verwendet) vermischen.
2. Mixen, bis eine glatte und cremige Masse entsteht.
3. In ein Glas füllen und sofort servieren.

Vorteile: Dieser grüne Smoothie ist vollgepackt mit Blattgemüse, gesunden Fetten und Ballaststoffen. Es ist eine erfrischende und energiegeladene Art, den Tag zu beginnen, und liefert eine Vielzahl entzündungshemmender Nährstoffe.

Mit diesen zusätzlichen Abschnitten verfügen Sie nun über einen vollständigen und detaillierten Leitfaden zu einer Vielzahl entzündungshemmender Frühstücksoptionen. Jedes Rezept soll Ihre Gesundheit unterstützen und dabei helfen, GCA und PMR effektiv zu verwalten.

KAPITEL 5

MITTAGSREZEPTE

Das Mittagessen ist eine wichtige Mahlzeit, die dabei hilft, Energie zu tanken und wichtige Nährstoffe bereitzustellen, die Sie durch den Tag bringen. Für Personen, die an Riesenzellarteriitis (GCA) und Polymyalgia Rheumatica (PMR) leiden, ist es wichtig, sich auf entzündungshemmende Lebensmittel zu konzentrieren, die die Heilung und das allgemeine Wohlbefinden fördern. Hier finden Sie einige detaillierte und köstliche Mittagsrezepte, die auf diese Bedürfnisse zugeschnitten sind.

---

1. Nahrhafte Salate und Schüsseln

A. Quinoa-Grünkohl-Salat mit Zitronen-Tahini-Dressing

Zutaten:

- 1 Tasse gekochte Quinoa
- 2 Tassen Grünkohl, fein gehackt
- 1/2 Tasse Kirschtomaten, halbiert
- 1/2 Gurke, gewürfelt
- 1/4 Tasse rote Zwiebel, in dünne Scheiben geschnitten
- 1/4 Tasse geröstete Kürbiskerne
- 1/4 Tasse zerbröselter Feta-Käse (optional)

Zitronen-Tahini-Dressing:

- 1/4 Tasse Tahini
- 1/4 Tasse frischer Zitronensaft
- 1 Esslöffel Olivenöl
- 1 Esslöffel Ahornsirup oder Honig

- 1 Knoblauchzehe, gehackt
- Salz und Pfeffer nach Geschmack
- Bei Bedarf Wasser verdünnen

Anweisungen:

1. In einer großen Schüssel gekochtes Quinoa, Grünkohl, Kirschtomaten, Gurke, rote Zwiebel und Kürbiskerne vermengen. Zum Mischen umrühren.
2. Für das Dressing Tahini, Zitronensaft, Olivenöl, Ahornsirup oder Honig, Knoblauch, Salz und Pfeffer in einer kleinen Schüssel verrühren. Geben Sie jeweils einen Esslöffel Wasser hinzu, bis die gewünschte Konsistenz erreicht ist.
3. Gießen Sie das Dressing über den Salat und vermischen Sie es, bis es gleichmäßig bedeckt ist.
4. Bei Verwendung mit Feta-Käse bestreuen.
5. Sofort servieren oder für später im Kühlschrank aufbewahren.

Vorteile: Dieser Salat ist reich an Ballaststoffen, Antioxidantien und gesunden Fetten. Quinoa liefert vollständiges Protein, während Grünkohl voller Vitamin A, C und K ist. Das Zitronen-Tahini-Dressing sorgt für einen pikanten und nahrhaften Geschmacksschub.

B. Mediterraner Kichererbsensalat

Zutaten:

- 1 Dose (15 oz) Kichererbsen, abgetropft und abgespült
- 1 Tasse Kirschtomaten, halbiert
- 1/2 Tasse Gurke, gewürfelt
- 1/4 Tasse rote Zwiebel, fein gehackt
- 1/4 Tasse Kalamata-Oliven, entkernt und in Scheiben geschnitten
- 1/4 Tasse zerbröckelter Feta-Käse
- 1/4 Tasse frische Petersilie, gehackt

43

Dressing:

- 3 Esslöffel Olivenöl
- 2 Esslöffel Rotweinessig
- 1 Teelöffel getrockneter Oregano
- 1 Knoblauchzehe, gehackt
- Salz und Pfeffer nach Geschmack

Anweisungen:

1. In einer großen Schüssel Kichererbsen, Kirschtomaten, Gurken, rote Zwiebeln, Oliven, Feta-Käse und Petersilie vermischen. Zum Mischen umrühren.
2. In einer kleinen Schüssel Olivenöl, Rotweinessig, Oregano, Knoblauch, Salz und Pfeffer verrühren.
3. Gießen Sie das Dressing über den Salat und vermischen Sie es, bis es gleichmäßig bedeckt ist.
4. Sofort servieren oder für später im Kühlschrank aufbewahren.

Vorteile: Kichererbsen sind eine großartige Quelle für pflanzliches Protein und Ballaststoffe. Dieser Salat ist leicht und dennoch sättigend, mit vielen mediterranen Aromen und entzündungshemmenden Zutaten wie Olivenöl und frischem Gemüse.

2. Gesunde Sandwiches und Wraps

A. Wrap mit gegrilltem Gemüse und Hummus

Zutaten:

- 1 Vollkorn- oder Spinat-Tortilla
- 1/2 Tasse Hummus (im Laden gekauft oder selbstgemacht)
- 1/4 Tasse geröstete rote Paprika, in Scheiben geschnitten
- 1/4 Tasse Zucchini, gegrillt und in Scheiben geschnitten
- 1/4 Tasse Aubergine, gegrillt und in Scheiben geschnitten
- 1/4 Tasse Spinatblätter
- 1/4 Tasse geraspelte Karotten

Anweisungen:

1. Den Hummus gleichmäßig auf der Tortilla verteilen.
2. Die gerösteten roten Paprikaschoten, die gegrillten Zucchini, die gegrillten Auberginen, die Spinatblätter und die geraspelten Karotten auf dem Hummus verteilen.
3. Rollen Sie die Tortilla fest auf und falten Sie dabei die Seiten ein.
4. Den Wrap halbieren und sofort servieren.

Vorteile: Diese Packung ist vollgepackt mit buntem Gemüse und liefert eine Vielzahl an Vitaminen, Mineralien und Antioxidantien. Hummus fügt Eiweiß und gesunde Fette hinzu und ist somit eine ausgewogene und sättigende Option zum Mittagessen.

45

B. Truthahn-Avocado-Sandwich

Zutaten:

- 2 Scheiben Vollkornbrot
- 4 Unzen geröstete Putenbrust, in dünne Scheiben geschnitten
- 1/2 Avocado, püriert
- 1/4 Tasse Babyspinatblätter
- 2 Scheiben Tomate
- 1 Esslöffel Dijon-Senf
- Salz und Pfeffer nach Geschmack

Anweisungen:

1. Eine Scheibe Brot mit Dijon-Senf bestreichen.
2. Die zerdrückte Avocado auf der anderen Brotscheibe verteilen.
3. Den Truthahn, die Spinatblätter und die Tomatenscheiben auf die Avocado legen.
4. Mit Salz und Pfeffer abschmecken.
5. Mit der Senfscheibe belegen.
6. Das Sandwich halbieren und sofort servieren.

Vorteile: Dieses Sandwich kombiniert mageres Protein aus der Pute, gesunde Fette aus der Avocado und Ballaststoffe aus Vollkornbrot und Spinat. Es ist eine nahrhafte und köstliche Option für ein schnelles Mittagessen.

3. Heilende Suppen und Eintöpfe

A. Linsen- und Gemüsesuppe

Zutaten:

- 1 Esslöffel Olivenöl
- 1 Zwiebel, gehackt
- 2 Karotten, gewürfelt
- 2 Selleriestangen, gewürfelt
- 3 Knoblauchzehen, gehackt
- 1 Tasse getrocknete Linsen, abgespült
- 6 Tassen Gemüsebrühe
- 1 Dose (15 oz) gewürfelte Tomaten
- 1 Teelöffel gemahlener Kreuzkümmel
- 1/2 Teelöffel Kurkuma
- 1/2 Teelöffel geräuchertes Paprikapulver
- Salz und Pfeffer nach Geschmack
- 2 Tassen Spinatblätter
- Saft von 1 Zitrone
- Frische Petersilie, gehackt, zum Garnieren

Anweisungen:

1. In einem großen Topf das Olivenöl bei mittlerer Hitze erhitzen. Zwiebeln, Karotten und Sellerie dazugeben und ca. 5–7 Minuten anbraten, bis sie weich sind.
2. Den Knoblauch hinzufügen und eine weitere Minute kochen lassen.
3. Linsen, Gemüsebrühe, Tomatenwürfel, Kreuzkümmel, Kurkuma, geräuchertes Paprikapulver, Salz und Pfeffer unterrühren.
4. Zum Kochen bringen, dann die Hitze reduzieren und 25–30 Minuten köcheln lassen, oder bis die Linsen weich sind.
5. Die Spinatblätter einrühren und ca. 2 Minuten kochen, bis sie zusammengefallen sind.

47

6. Den Zitronensaft hinzufügen und je nach Bedarf nachwürzen.
7. Heiß servieren, garniert mit frischer Petersilie.

Vorteile: Linsen sind eine hervorragende Quelle für pflanzliches Eiweiß und Ballaststoffe. Diese Suppe ist herzhaft und voller Gemüse und Gewürze, die für ihre entzündungshemmenden Eigenschaften bekannt sind.

B. Hühnchen-Süßkartoffel-Eintopf

Zutaten:

- 1 Esslöffel Olivenöl
- 1 Zwiebel, gehackt
- 2 Knoblauchzehen, gehackt
- 1 Pfund Hähnchenschenkel ohne Knochen und Haut, in Stücke geschnitten
- 2 Süßkartoffeln, geschält und gewürfelt
- 1 rote Paprika, gehackt
- 1 Dose (15 oz) gewürfelte Tomaten
- 4 Tassen Hühnerbrühe
- 1 Teelöffel gemahlener Kreuzkümmel
- 1/2 Teelöffel gemahlener Koriander
- 1/2 Teelöffel gemahlene Kurkuma
- Salz und Pfeffer nach Geschmack
- 1/4 Tasse frischer Koriander, gehackt

Anweisungen:

1. In einem großen Topf das Olivenöl bei mittlerer Hitze erhitzen. Fügen Sie die Zwiebel hinzu und kochen Sie sie etwa 5 Minuten lang, bis sie weich ist.
2. Den Knoblauch hinzufügen und eine weitere Minute kochen lassen.

3. Fügen Sie das Huhn hinzu und kochen Sie es etwa 5–7 Minuten lang, bis es von allen Seiten gebräunt ist.
4. Süßkartoffeln, rote Paprika, Tomatenwürfel, Hühnerbrühe, Kreuzkümmel, Koriander, Kurkuma, Salz und Pfeffer unterrühren.
5. Zum Kochen bringen, dann die Hitze reduzieren und 25–30 Minuten köcheln lassen, oder bis das Huhn gar und die Süßkartoffeln zart sind.
6. Den frischen Koriander unterrühren.
7. Heiß servieren.

Vorteile: Dieser Eintopf ist reich an Eiweiß aus dem Huhn und komplexen Kohlenhydraten aus den Süßkartoffeln. Die Gewürze wirken entzündungshemmend und machen diese Mahlzeit zu einer heilenden und nahrhaften Mahlzeit.

4. Einfache und sättigende Mittagsmahlzeiten

A. Gebackener Lachs mit Quinoa und Spargel

Zutaten:

- 2 Lachsfilets
- 1 Esslöffel Olivenöl
- Salz und Pfeffer nach Geschmack
- 1 Zitrone, in Scheiben geschnitten
- 1 Tasse Quinoa, nach Packungsanleitung gekocht
- 1 Bund Spargel, geputzt
- 1 Esslöffel Balsamico-Essig

Anweisungen:

1. Heizen Sie den Ofen auf 400 °F (200 °C) vor.
2. Die Lachsfilets auf ein mit Backpapier ausgelegtes Backblech legen. Mit Olivenöl beträufeln und mit Salz und Pfeffer würzen. Jedes Filet mit Zitronenscheiben belegen.
3. Den Spargel auf demselben Backblech anrichten, mit Olivenöl beträufeln und mit Salz und Pfeffer würzen.
4. 15–20 Minuten backen, oder bis der Lachs gar ist und der Spargel zart ist.
5. Während Lachs und Spargel backen, Quinoa nach Packungsanleitung kochen.
6. Servieren Sie den gebackenen Lachs und den Spargel mit Quinoa und beträufeln Sie ihn mit Balsamico-Essig.

Vorteile: Lachs ist reich an Omega-3-Fettsäuren, die stark entzündungshemmend wirken. Quinoa liefert Eiweiß und Ballaststoffe und Spargel ist eine großartige Quelle für Vitamine und Mineralstoffe.

B. Kichererbsen-Spinat-Pfanne

Zutaten:

- 1 Dose (15 oz) Kichererbsen, abgetropft und abgespült
- 4 Tassen frische Spinatblätter
- 1 rote Paprika, in Scheiben geschnitten
- 1 Teelöffel gemahlener Kreuzkümmel
- 1/2 Teelöffel geräuchertes Paprikapulver
- Salz und Pfeffer nach Geschmack
- Saft von 1 Zitrone
- Frischer Koriander, gehackt, zum Garnieren

Anweisungen:

1. In einer großen Pfanne das Olivenöl bei mittlerer Hitze erhitzen. Fügen Sie die Zwiebel hinzu und kochen Sie sie etwa 5 Minuten lang, bis sie weich ist.
2. Fügen Sie den Knoblauch hinzu und kochen Sie ihn eine weitere Minute lang, bis er duftet.
3. Kichererbsen und rote Paprika unterrühren. Etwa 5–7 Minuten kochen, bis die Paprika weich ist.
4. Spinat, Kreuzkümmel, geräuchertes Paprikapulver, Salz und Pfeffer hinzufügen. Zum Kombinieren gut umrühren.
5. Kochen, bis der Spinat zusammengefallen ist, etwa 3 Minuten.
6. Vom Herd nehmen und den Zitronensaft einrühren.
7. Heiß servieren, garniert mit frischem Koriander.

Vorteile: Dieses Pfannengericht ist eine schnelle und nahrhafte Option. Kichererbsen liefern Eiweiß und Ballaststoffe, Spinat bietet eine Fülle an Vitaminen und Mineralstoffen und Gewürze wirken entzündungshemmend.

Mit diesen detaillierten Rezepten verfügen Sie nun über eine umfassende Auswahl an Mittagsoptionen, die sowohl köstlich sind als auch darauf ausgelegt sind, die Behandlung von GCA und PMR zu unterstützen. Bei jedem Gericht stehen vollwertige, nährstoffreiche Zutaten im Vordergrund, die für ihre entzündungshemmenden Eigenschaften bekannt sind, sodass Sie Ihre Mahlzeiten genießen und gleichzeitig Ihre Gesundheit fördern können.

KAPITEL 6

ABENDESSEN-REZEPTE

Das Abendessen ist oft die Hauptmahlzeit des Tages und bietet die Möglichkeit, Ihren Körper mit gesunden, entzündungshemmenden Lebensmitteln zu versorgen, die bei der Behandlung von Riesenzellarteriitis (GCA) und Polymyalgia Rheumatica (PMR) helfen. Dieses Kapitel bietet eine Vielzahl köstlicher und heilender Abendessenrezepte.

1. Entzündungshemmende Hauptgerichte

A. Gebackenes Kurkuma-Hähnchen

Zutaten:

- 4 Hähnchenbrustfilets ohne Knochen und Haut
- 2 Esslöffel Olivenöl
- 2 Teelöffel gemahlene Kurkuma
- 1 Teelöffel gemahlener Kreuzkümmel
- 1 Teelöffel gemahlener Koriander
- 1 Teelöffel Paprika
- 1/2 Teelöffel gemahlener schwarzer Pfeffer
- 1/2 Teelöffel Meersalz
- Saft von 1 Zitrone
- 2 Knoblauchzehen, gehackt

Anweisungen:

1. Heizen Sie den Backofen auf 375 °F (190 °C) vor.
2. In einer kleinen Schüssel Olivenöl, Kurkuma, Kreuzkümmel, Koriander, Paprika, schwarzen Pfeffer, Meersalz, Zitronensaft und Knoblauch zu einer Marinade vermischen.
3. Legen Sie die Hähnchenbrüste in eine Auflaufform und gießen Sie die Marinade darüber. Achten Sie darauf, dass sie gut bedeckt sind.
4. Decken Sie die Form mit Aluminiumfolie ab und backen Sie sie 25 bis 30 Minuten lang oder bis das Huhn gar ist und in der Mitte nicht mehr rosa ist.
5. Entfernen Sie die Folie und backen Sie das Hähnchen weitere 5–10 Minuten lang, damit es leicht braun wird.
6. Heiß servieren, nach Wunsch mit frischen Kräutern garniert.

Vorteile: Kurkuma enthält Curcumin, eine starke entzündungshemmende Verbindung. Dieses Gericht ist außerdem reich an Proteinen und mit Gewürzen gewürzt, die die allgemeine Gesundheit unterstützen.

B. Gegrillter Lachs mit Avocado-Salsa

Zutaten:

- 4 Lachsfilets
- 2 Esslöffel Olivenöl
- Saft von 1 Limette
- Salz und Pfeffer nach Geschmack

Avocadosauce:

- 2 reife Avocados, gewürfelt
- 1 kleine rote Zwiebel, fein gehackt
- 1 Jalapeño, entkernt und fein gehackt
- 1/4 Tasse frischer Koriander, gehackt

- Saft von 1 Limette
- Salz und Pfeffer nach Geschmack

Anweisungen:

1. Den Grill auf mittlere bis hohe Hitze vorheizen.
2. Reiben Sie die Lachsfilets mit Olivenöl, Limettensaft, Salz und Pfeffer ein.
3. Den Lachs auf jeder Seite etwa 4–5 Minuten grillen oder mit einer Gabel so lange grillen, bis er leicht zerfällt.
4. Während der Lachs grillt, bereiten Sie die Avocado-Salsa zu, indem Sie die gewürfelten Avocados, roten Zwiebeln, Jalapeño, Koriander, Limettensaft, Salz und Pfeffer in einer Schüssel vermischen. Vorsichtig mischen, um alles zu vermischen.
5. Den gegrillten Lachs mit der Avocado-Salsa servieren.

Vorteile: Lachs ist reich an Omega-3-Fettsäuren, die starke entzündungshemmende Eigenschaften haben. Die Avocado-Salsa fügt gesunde Fette, Ballaststoffe und einen erfrischenden Geschmack hinzu.

2. Köstliche und gesunde Beilagen

A. Gerösteter Rosenkohl mit Balsamico-Glasur

Zutaten:

- 1 Pfund Rosenkohl, geputzt und halbiert
- 2 Esslöffel Olivenöl
- Salz und Pfeffer nach Geschmack
- 2 Esslöffel Balsamico-Essig
- 1 Esslöffel Honig

Anweisungen:

1. Heizen Sie den Ofen auf 400 °F (200 °C) vor.
2. Den Rosenkohl mit Olivenöl, Salz und Pfeffer vermengen. Verteilen Sie sie in einer einzigen Schicht auf einem Backblech.
3. 20–25 Minuten rösten, bis der Rosenkohl goldbraun und knusprig ist.
4. Während der Rosenkohl röstet, Balsamico-Essig und Honig in einem kleinen Topf vermischen. Zum Kochen bringen und ca. 5 Minuten kochen lassen, bis die Masse reduziert und leicht eingedickt ist.
5. Vor dem Servieren die Balsamico-Glasur über den gerösteten Rosenkohl träufeln.

Vorteile: Rosenkohl ist reich an Ballaststoffen, Vitaminen und Antioxidantien. Die Balsamico-Glasur sorgt für einen Hauch von Süße und Geschmackstiefe.

B. Quinoa- und gerösteter Gemüsesalat

Zutaten:

- 1 Tasse Quinoa, abgespült und abgetropft
- 2 Tassen Wasser oder Gemüsebrühe
- 1 rote Paprika, gewürfelt
- 1 Zucchini, gewürfelt
- 1 rote Zwiebel, gewürfelt
- 2 Esslöffel Olivenöl
- Salz und Pfeffer nach Geschmack
- 1/4 Tasse frische Petersilie, gehackt
- Saft von 1 Zitrone

Anweisungen:

1. Heizen Sie den Ofen auf 400 °F (200 °C) vor.

2. Die gewürfelte rote Paprika, Zucchini und rote Zwiebel mit Olivenöl, Salz und Pfeffer vermischen. Verteilen Sie sie auf einem Backblech und rösten Sie sie 20–25 Minuten lang oder bis sie weich und leicht gebräunt sind.

3. Während das Gemüse röstet, das Wasser oder die Gemüsebrühe in einem mittelgroßen Topf zum Kochen bringen. Den Quinoa dazugeben, die Hitze reduzieren und 15 Minuten köcheln lassen, oder bis der Quinoa gar ist und die Flüssigkeit aufgesogen ist.

4. Den Quinoa mit einer Gabel auflockern und in eine große Schüssel geben.

5. Das geröstete Gemüse, die frische Petersilie und den Zitronensaft zum Quinoa geben. Zum Kombinieren vermengen.

6. Warm oder bei Zimmertemperatur servieren.

Vorteile: Quinoa ist ein vollständiges Protein und liefert essentielle Aminosäuren. Das geröstete Gemüse fügt Vitamine, Mineralien und eine Vielzahl von Aromen hinzu.

3. Eintopf- und Slow-Cooker-Gerichte

A. Slow Cooker Hühnchen-Süßkartoffel-Curry

Zutaten:

- 1 Pfund Hähnchenschenkel ohne Knochen und Haut, in Stücke geschnitten
- 2 Süßkartoffeln, geschält und gewürfelt
- 1 Zwiebel, gehackt
- 3 Knoblauchzehen, gehackt
- 1 Dose (15 oz) Kokosmilch
- 1 Dose (15 oz) gewürfelte Tomaten
- 2 Esslöffel Currypulver
- 1 Teelöffel gemahlener Kurkuma

56

- 1 Teelöffel gemahlener Kreuzkümmel
- Salz und Pfeffer nach Geschmack
- Frischer Koriander, gehackt, zum Garnieren

Anweisungen:

1. Geben Sie das Huhn, die Süßkartoffeln, die Zwiebeln und den Knoblauch in den Slow Cooker.
2. Kokosmilch, Tomatenwürfel, Currypulver, Kurkuma, Kreuzkümmel, Salz und Pfeffer hinzufügen. Zum Kombinieren umrühren.
3. Abdecken und 6–8 Stunden auf niedriger Stufe oder 3–4 Stunden auf hoher Stufe garen, bis das Hähnchen und die Süßkartoffeln zart sind.
4. Heiß servieren, garniert mit frischem Koriander.

Vorteile: Dieses Curry ist reich an entzündungshemmenden Gewürzen und gesunden Fetten aus der Kokosmilch. Es ist eine wohltuende und nahrhafte Mahlzeit, die einfach zuzubereiten ist.

B. Eintopf-Zitronen-Knoblauch-Garnelen und Reis

Zutaten:

- 1 Esslöffel Olivenöl
- 1 Zwiebel, gehackt
- 3 Knoblauchzehen, gehackt
- 1 Tasse Langkornreis
- 2 Tassen Gemüse- oder Hühnerbrühe
- 1 Pfund Garnelen, geschält und entdarmt
- Saft von 1 Zitrone
- Schale von 1 Zitrone
- 1/4 Tasse frische Petersilie, gehackt
- Salz und Pfeffer nach Geschmack

Anweisungen:

1. In einem großen Topf das Olivenöl bei mittlerer Hitze erhitzen. Fügen Sie die Zwiebel hinzu und kochen Sie sie etwa 5 Minuten lang, bis sie weich ist.
2. Den Knoblauch hinzufügen und eine weitere Minute kochen lassen.
3. Den Reis einrühren und 1-2 Minuten kochen lassen, bis er leicht geröstet ist.
4. Mit der Brühe aufgießen und zum Kochen bringen. Reduzieren Sie die Hitze, decken Sie den Reis ab und lassen Sie ihn 15–18 Minuten lang köcheln, bis der Reis weich ist und die Flüssigkeit aufgesogen ist.
5. Garnelen, Zitronensaft und Zitronenschale unterrühren. Weitere 5 Minuten kochen lassen oder bis die Garnelen rosa und gar sind.
6. Vom Herd nehmen und die frische Petersilie unterrühren. Mit Salz und Pfeffer abschmecken.
7. Heiß servieren.

Vorteile: Dieses Eintopfgericht ist einfach zuzubereiten und aufzuräumen. Garnelen sind eine kalorienarme Proteinquelle, und Zitrone und Knoblauch sorgen für einen besonderen Geschmack und zusätzliche gesundheitliche Vorteile.

4. Wohlfühlessen mit heilender Note

A. Blumenkohl-Makkaroni und Käse

Zutaten:

- 1 Kopf Blumenkohl, in Röschen geschnitten
- 1 Tasse ungesüßte Mandelmilch
- 1/2 Tasse Nährhefe
- 1/4 Tasse Cashewnüsse, 30 Minuten in heißem Wasser eingeweicht und abgetropft
- 2 Esslöffel Olivenöl
- 1 Esslöffel Dijon-Senf
- 1 Teelöffel Knoblauchpulver
- 1 Teelöffel Zwiebelpulver
- Salz und Pfeffer nach Geschmack
- Frischer Schnittlauch, gehackt, zum Garnieren

Anweisungen:

1. Heizen Sie den Backofen auf 375 °F (190 °C) vor.
2. Bringen Sie einen großen Topf Wasser zum Kochen. Die Blumenkohlröschen dazugeben und ca. 5–7 Minuten garen, bis sie weich sind. Abtropfen lassen und beiseite stellen.
3. In einem Mixer Mandelmilch, Nährhefe, eingeweichte Cashewnüsse, Olivenöl, Dijon-Senf, Knoblauchpulver, Zwiebelpulver, Salz und Pfeffer vermischen. Mixen, bis eine glatte und cremige Masse entsteht.
4. Legen Sie den gekochten Blumenkohl in eine Auflaufform und gießen Sie die Sauce darüber. Den Blumenkohl gleichmäßig umrühren.
5. 15–20 Minuten backen oder bis die Sauce Blasen bildet und oben leicht goldbraun ist.
6. Heiß servieren, garniert mit frischem Schnittlauch.

Vorteile: Dieser Blumenkohl-Makkaroni-Käse ist eine gesündere, milchfreie Version des klassischen Wohlfühlessens. Blumenkohl ist reich an Vitaminen und Ballaststoffen und die Sauce auf Cashewbasis liefert gesunde Fette und Proteine.

B. Truthahn-Gemüse-Shepherd-Pie

Zutaten:

- 2 Esslöffel Tomatenmark
- 1 Teelöffel Worcestershire-Sauce
- 1 Teelöffel getrockneter Thymian
- Salz und Pfeffer nach Geschmack
- 4 Tassen Kartoffelpüree (zubereitet)
- Frische Petersilie, gehackt, zum Garnieren

Anweisungen:

1. Heizen Sie den Backofen auf 375 °F (190 °C) vor.
2. In einer großen Pfanne Olivenöl bei mittlerer Hitze erhitzen. Die gehackte Zwiebel hinzufügen und ca. 5 Minuten kochen, bis sie weich ist.
3. Den gehackten Knoblauch hinzufügen und eine weitere Minute kochen, bis er duftet.
4. Geben Sie das Putenhackfleisch in die Pfanne und kochen Sie es, bis es braun ist. Brechen Sie es dabei mit einem Löffel auf.
5. Gewürfelte Karotten, Erbsen und Mais unterrühren. Weitere 5 Minuten kochen lassen.
6. In einer kleinen Schüssel Gemüsebrühe, Tomatenmark, Worcestershire-Sauce, getrockneten Thymian, Salz und Pfeffer verrühren.
7. Gießen Sie die Brühemischung über den Truthahn und das Gemüse in der Pfanne. Zum Kombinieren gut umrühren. 5-10 Minuten köcheln lassen, bis die Mischung leicht eindickt.
8. Geben Sie die Puten-Gemüse-Mischung in eine Auflaufform.

9. Verteilen Sie das Kartoffelpüree gleichmäßig auf der Putenmischung.
10. 25–30 Minuten backen oder bis das Kartoffelpüree oben leicht goldbraun ist.
11. Vor dem Servieren mit frischer Petersilie garnieren.

Vorteile: Dieser Hirtenkuchen mit Truthahn und Gemüse ist ein beruhigendes und nahrhaftes Gericht, das sich perfekt für ein gemütliches Abendessen eignet. Es ist vollgepackt mit magerem Eiweiß, Gemüse und herzhaften Aromen.

Mit diesen vielfältigen Abendessenrezepten haben Sie eine Reihe von Möglichkeiten, nahrhafte und sättigende Mahlzeiten zu genießen und gleichzeitig GCA und PMR in den Griff zu bekommen. Jedes Gericht soll schmackhaft und wohltuend sein und Ihre allgemeine Gesundheit und Ihr Wohlbefinden unterstützen.

61

KAPITEL 7

SNACKS UND VORSPEISEN

Snacks und Vorspeisen sind wichtige Bestandteile Ihrer täglichen Ernährung, insbesondere bei der Behandlung von Riesenzellarteriitis (GCA) und Polymyalgia Rheumatica (PMR). Sie tragen dazu bei, das Energieniveau aufrechtzuerhalten und Entzündungsschübe zu verhindern. In diesem Kapitel finden Sie eine Vielzahl schneller, gesunder und köstlicher Optionen, die sich einfach zubereiten und genießen lassen.

1. Schnelle und gesunde Snacks

A. Griechischer Joghurt und Beerenparfait

Zutaten:

- 1 Tasse griechischer Joghurt (natur, ungesüßt)
- 1/2 Tasse gemischte Beeren (Blaubeeren, Erdbeeren, Himbeeren)
- 2 Esslöffel Honig oder Ahornsirup
- 1/4 Tasse Müsli (optional)
- Frische Minzblätter zum Garnieren

Anweisungen:

1. In ein Glas oder eine Schüssel die Hälfte des griechischen Joghurts schichten.
2. Eine Schicht gemischte Beeren hinzufügen.
3. Mit Honig oder Ahornsirup beträufeln.
4. Fügen Sie eine weitere Schicht griechischen Joghurt und Beeren hinzu.
5. Nach Belieben mit Müsli belegen.

6. Mit frischen Minzblättern garnieren.
7. Sofort servieren.

Vorteile: Griechischer Joghurt ist reich an Proteinen und Probiotika, die die Darmgesundheit unterstützen. Beeren sind reich an Antioxidantien und Vitaminen, was sie zu einem erfrischenden und nahrhaften Snack macht.

B. Apfelscheiben mit Mandelbutter

Zutaten:

- 1 großer Apfel (jede Sorte), entkernt und in Scheiben geschnitten
- 2 Esslöffel Mandelbutter
- 1 Teelöffel Chiasamen (optional)
- 1 Teelöffel gemahlener Zimt (optional)

Anweisungen:

1. Die Apfelscheiben auf einem Teller anrichten.
2. Mandelbutter gleichmäßig auf jeder Scheibe verteilen.
3. Nach Belieben mit Chiasamen und gemahlenem Zimt bestreuen.
4. Sofort servieren.

Vorteile: Dieser Snack kombiniert ballaststoffreiche Äpfel mit Eiweiß und gesunden Fetten aus Mandelbutter und sorgt so für anhaltende Energie und Sättigung. Chiasamen enthalten Omega-3-Fettsäuren und Zimt hat entzündungshemmende Eigenschaften.

2. Entzündungshemmende Dips und Aufstriche

A. Klassischer Hummus

Zutaten:

- 1/4 Tasse frischer Zitronensaft (ca. 1 große Zitrone)
- 1/4 Tasse Tahini
- 1 kleine Knoblauchzehe, gehackt
- 2 Esslöffel natives Olivenöl extra, plus mehr zum Servieren
- 1/2 Teelöffel gemahlener Kreuzkümmel
- Salz nach Geschmack
- 2 bis 3 Esslöffel Wasser
- Paprika zum Garnieren
- Frische Petersilie zum Garnieren

Anweisungen:

1. In einer Küchenmaschine Tahini und Zitronensaft vermischen. 1 Minute lang verarbeiten, bis eine glatte und cremige Masse entsteht.
2. Den gehackten Knoblauch, Olivenöl, Kreuzkümmel und Salz zu der Mischung hinzufügen. Weitere 30 Sekunden verrühren, dabei nach Bedarf die Seiten der Schüssel abkratzen.
3. Die Hälfte der Kichererbsen in die Küchenmaschine geben und 1 Minute lang verarbeiten. Kratzen Sie die Seiten der Schüssel ab und fügen Sie die restlichen Kichererbsen hinzu. Etwa 1-2 Minuten lang verarbeiten, bis eine glatte Masse entsteht.
4. Wenn der Hummus zu dick ist, 2 bis 3 Esslöffel Wasser hinzufügen und verarbeiten, bis die gewünschte Konsistenz erreicht ist.
5. Den Hummus in eine Servierschüssel geben, mit Olivenöl beträufeln und mit Paprika und frischer Petersilie bestreuen.
6. Mit frischem Gemüse, Vollkorncrackern oder Fladenbrot servieren.

Vorteile: Hummus ist eine ausgezeichnete Quelle für pflanzliches Protein und Ballaststoffe. Kichererbsen und Tahini sind reich an Nährstoffen, die die Herzgesundheit unterstützen und entzündungshemmende Eigenschaften haben.

B. Avocado-Edamame-Dip

Zutaten:

- 1 reife Avocado, geschält und entkernt
- 1 Tasse geschältes Edamame (aufgetaut, falls gefroren)
- 1 kleine Knoblauchzehe
- 2 Esslöffel Limettensaft
- 2 Esslöffel Olivenöl
- Salz und Pfeffer nach Geschmack
- 1/4 Tasse frischer Koriander, gehackt

Anweisungen:

1. In einer Küchenmaschine Avocado, Edamame, Knoblauch, Limettensaft und Olivenöl vermischen. Zu einer glatten Masse verarbeiten.
2. Mit Salz und Pfeffer abschmecken.
3. Geben Sie den Dip in eine Servierschüssel und rühren Sie den frischen Koriander unter.
4. Mit frischem Gemüse oder Vollkorncrackern servieren oder als Aufstrich für Sandwiches und Wraps verwenden.

Vorteile: Avocados und Edamame sind reich an gesunden Fetten, Ballaststoffen und Proteinen. Dieser Dip ist ein cremiger, nährstoffreicher Snack, der perfekt zur Bekämpfung von Entzündungen geeignet ist.

65

3. Nährende kleine Häppchen

A. Gefüllte Mini-Paprika

Zutaten:

- 1 Pint Mini-Paprika, halbiert und entkernt
- 1 Tasse Ricotta-Käse
- 1/4 Tasse frisches Basilikum, gehackt
- 2 Esslöffel frischer Zitronensaft
- 1 Teelöffel Zitronenschale
- Salz und Pfeffer nach Geschmack
- 1/4 Tasse Pinienkerne, geröstet

Anweisungen:

1. In einer mittelgroßen Schüssel Ricotta, Basilikum, Zitronensaft, Zitronenschale, Salz und Pfeffer vermischen. Gut mischen.
2. Die Ricotta-Mischung in die halbierten Mini-Paprikaschoten geben.
3. Die gefüllten Paprika auf einer Servierplatte anrichten.
4. Mit gerösteten Pinienkernen bestreuen.
5. Sofort servieren.

Vorteile: Diese kleinen Häppchen sind voller Geschmack und Nährstoffe. Paprika ist reich an Vitamin A und C, während Ricotta-Käse Eiweiß und Kalzium liefert. Pinienkerne sorgen für gesunde Fette und einen sättigenden Crunch.

B. Gurken- und Räucherlachshäppchen

Zutaten:

- 1 große Gurke, in Scheiben geschnitten
- 4 Unzen geräucherter Lachs, in kleine Stücke geschnitten
- 1/4 Tasse Frischkäse oder griechischer Joghurt
- 1 Esslöffel frischer Dill, gehackt
- 1 Esslöffel Kapern, abgetropft
- Frisch gemahlener schwarzer Pfeffer

Anweisungen:

1. Auf jede Gurkenscheibe eine kleine Menge Frischkäse oder griechischen Joghurt streichen.
2. Belegen Sie jede Scheibe mit einem Stück Räucherlachs.
3. Mit frischem Dill, Kapern und einer Prise schwarzem Pfeffer garnieren.
4. Sofort servieren.

Vorteile: Diese Häppchen sind leicht, aber sättigend und bieten eine gute Quelle für Omega-3-Fettsäuren aus dem Räucherlachs, die helfen, Entzündungen zu reduzieren. Gurken sorgen für Feuchtigkeit und einen erfrischenden Crunch.

4. Energiesteigernde Knabbereien

A. Energieriegel aus Nüssen und Samen

Zutaten:

- 1 Tasse Haferflocken
- 1/2 Tasse Mandeln, gehackt
- 1/2 Tasse Sonnenblumenkerne
- 1/4 Tasse Chiasamen
- 1/4 Tasse Leinsamen
- 1/2 Tasse getrocknete Preiselbeeren
- 1/2 Tasse Honig oder Ahornsirup
- 1/2 Tasse Mandelbutter
- 1 Teelöffel Vanilleextrakt

Anweisungen:

1. Heizen Sie den Ofen auf 350 °F (175 °C) vor. Eine Auflaufform mit Backpapier auslegen.
2. In einer großen Schüssel Hafer, Mandeln, Sonnenblumenkerne, Chiasamen, Leinsamen und getrocknete Preiselbeeren vermischen.
3. In einem kleinen Topf den Honig oder Ahornsirup und die Mandelbutter bei mittlerer Hitze erhitzen, bis eine glatte Masse entsteht. Vom Herd nehmen und den Vanilleextrakt einrühren.
4. Gießen Sie die feuchte Mischung über die trockenen Zutaten und rühren Sie, bis alles gut vermischt ist.
5. Drücken Sie die Mischung fest in die vorbereitete Auflaufform.
6. 15–20 Minuten backen oder bis die Ränder goldbraun sind.
7. Vor dem Schneiden in Riegel vollständig abkühlen lassen.
8. In einem luftdichten Behälter aufbewahren.

Vorteile: Diese Energieriegel sind vollgepackt mit Nüssen und Samen und liefern gesunde Fette, Proteine und Ballaststoffe. Sie sind ein perfekter Snack für unterwegs, der Sie energiegeladen und satt hält.

B. Dunkle Schokoladen- und Nusscluster

Zutaten:

- 1 Tasse dunkle Schokoladenstückchen (70 % Kakao oder höher)
- 1/2 Tasse Mandeln, gehackt
- 1/2 Tasse Walnüsse, gehackt
- 1/4 Tasse getrocknete Kirschen oder Preiselbeeren

Anweisungen:

1. Ein Backblech mit Backpapier auslegen.
2. Die dunklen Schokoladenstückchen im Wasserbad oder in der Mikrowelle schmelzen und glatt rühren.
3. Gehackte Mandeln, Walnüsse und getrocknete Kirschen oder Preiselbeeren unterrühren.
4. Geben Sie einen Löffel der Mischung auf das vorbereitete Backblech.
5. Lassen Sie die Cluster bei Raumtemperatur abkühlen und vollständig aushärten oder stellen Sie sie in den Kühlschrank, bis sie fest sind.
6. In einem luftdichten Behälter aufbewahren.

Vorteile: Dunkle Schokolade ist reich an Antioxidantien und die Nüsse liefern gesunde Fette und Proteine. Dieser Snack stillt das Verlangen nach Süßem und bietet gleichzeitig ernährungsphysiologische Vorteile.

Diese Snacks und Vorspeisen bieten eine Reihe nahrhafter und köstlicher Optionen, die eine entzündungshemmende Ernährung unterstützen und bei der Behandlung von GCA und PMR helfen. Jedes Rezept ist schnell, einfach und voller gesundheitlicher Vorteile.

KAPITEL 8

Desserts und Leckereien können Teil einer gesunden Ernährung sein, insbesondere wenn sie mit entzündungshemmenden Zutaten zubereitet werden. Dieses Kapitel bietet eine Auswahl an einfachen, fruchtbasierten Desserts, die Ihren Naschkatzen Freude bereiten und gleichzeitig Ihre Gesundheit unterstützen.

1. Süße Leckereien ohne Schuldgefühle

A. Dunkles Schokoladen-Avocado-Mousse

Zutaten:

- 2 reife Avocados, geschält und entkernt
- 1/4 Tasse Kakaopulver
- 1/4 Tasse Ahornsirup oder Honig
- 1/4 Tasse Mandelmilch (oder andere milchfreie Milch)
- 1 Teelöffel Vanilleextrakt
- Eine Prise Meersalz
- Frische Beeren und Minzblätter zum Garnieren

Anweisungen:

1. In einer Küchenmaschine Avocados, Kakaopulver, Ahornsirup, Mandelmilch, Vanilleextrakt und Meersalz vermischen. Zu einer glatten und cremigen Masse verarbeiten.
2. Abschmecken und bei Bedarf die Süße anpassen.

3. Teilen Sie die Mousse auf Servierschüsseln auf und stellen Sie sie vor dem Servieren mindestens 30 Minuten lang in den Kühlschrank.
4. Mit frischen Beeren und Minzblättern garnieren.

Vorteile: Diese Mousse ist reichhaltig und cremig, wobei Avocados gesunde Fette und Antioxidantien liefern. Die dunkle Schokolade sorgt für einen intensiven Geschmack und ist außerdem reich an Antioxidantien.

B. Kokos-Chia-Pudding

Zutaten:

- 1 Tasse Kokosmilch (aus einem Karton, nicht aus der Dose)
- 1/4 Tasse Chiasamen
- 2 Esslöffel Ahornsirup oder Honig
- 1 Teelöffel Vanilleextrakt
- Frisches Obst zum Garnieren

Anweisungen:

1. In einer Schüssel Kokosmilch, Chiasamen, Ahornsirup und Vanilleextrakt verrühren.
2. Abdecken und mindestens 4 Stunden oder über Nacht im Kühlschrank lagern, bis die Mischung eine puddingartige Konsistenz hat.
3. Vor dem Servieren gut umrühren und mit frischem Obst belegen.

Vorteile: Chiasamen sind reich an Omega-3-Fettsäuren, Ballaststoffen und Proteinen. Dieser Pudding ist ein leichtes und erfrischendes Dessert, das die Gesundheit des Verdauungssystems unterstützt.

---

2. Desserts auf Fruchtbasis

A. Bratäpfel mit Zimt und Walnüssen

Zutaten:

- 4 große Äpfel, entkernt
- 1/4 Tasse gehackte Walnüsse
- 2 Esslöffel Rosinen
- 2 Esslöffel Ahornsirup oder Honig
- 1 Teelöffel gemahlener Zimt
- 1/2 Teelöffel gemahlene Muskatnuss

Anweisungen:

1. Heizen Sie den Ofen auf 350 °F (175 °C) vor.
2. Die entkernten Äpfel in eine Auflaufform geben.
3. In einer kleinen Schüssel die gehackten Walnüsse, Rosinen, Ahornsirup, gemahlenen Zimt und Muskatnuss vermischen.
4. Füllen Sie die Mischung in die Mitte jedes Apfels.
5. Geben Sie eine kleine Menge Wasser auf den Boden der Auflaufform, um ein Anhaften zu verhindern.
6. 30-35 Minuten backen, oder bis die Äpfel weich sind.
7. Warm servieren, optional mit einem Klecks griechischem Joghurt.

Vorteile: Äpfel sind reich an Ballaststoffen und Vitaminen und die verwendeten Gewürze haben entzündungshemmende Eigenschaften. Dieses Dessert ist sowohl beruhigend als auch nahrhaft.

B. Gegrillte Pfirsiche mit Honig und Joghurt

Zutaten:

- 4 reife Pfirsiche, halbiert und entkernt
- 2 Esslöffel Honig
- 1 Tasse griechischer Joghurt
- Frische Minzblätter zum Garnieren

Anweisungen:

1. Den Grill auf mittlere bis hohe Hitze vorheizen.
2. Legen Sie die Pfirsichhälften mit der Schnittseite nach unten auf den Grill und kochen Sie sie 3–4 Minuten lang oder bis Grillspuren sichtbar werden und die Pfirsiche leicht weich sind.
3. Vom Grill nehmen und mit Honig beträufeln.
4. Servieren Sie jede Pfirsichhälfte mit einem Löffel griechischem Joghurt.
5. Mit frischen Minzblättern garnieren.

Vorteile: Pfirsiche sind reich an Vitamin A und C, während griechischer Joghurt Protein und Probiotika hinzufügt. Dieses einfache Dessert ist erfrischend und gesund.

3. Entzündungshemmende Backwaren

A. Mandelmehl-Blaubeer-Muffins

Zutaten:

- 2 Tassen Mandelmehl
- 1/2 Teelöffel Backpulver
- 1/4 Teelöffel Salz
- 2 Eier
- 1/4 Tasse Honig oder Ahornsirup
- 1/4 Tasse Mandelmilch
- 1 Teelöffel Vanilleextrakt
- 1 Tasse frische oder gefrorene Blaubeeren

Anweisungen:

1. Den Ofen auf 175 °C (350 °F) vorheizen und eine Muffinform mit Papierförmchen auslegen.
2. In einer großen Schüssel Mandelmehl, Backpulver und Salz verquirlen.
3. In einer separaten Schüssel die Eier schlagen und Honig, Mandelmilch und Vanilleextrakt untermischen.
4. Die feuchten Zutaten zu den trockenen Zutaten hinzufügen und verrühren, bis alles gut vermischt ist.
5. Die Blaubeeren vorsichtig unterheben.
6. Den Teig gleichmäßig auf die Muffinförmchen verteilen.
7. 20–25 Minuten backen, oder bis ein in die Mitte gesteckter Zahnstocher sauber herauskommt.
8. Lassen Sie die Muffins vor dem Servieren abkühlen.

Vorteile: Mandelmehl ist eine großartige Alternative zu Weizenmehl, da es Eiweiß, gesunde Fette und einen niedrigeren glykämischen Index liefert. Blaubeeren sorgen für Antioxidantien und natürliche Süße.

B. Kurkuma-Ingwer-Kekse

Zutaten:

- 1 1/2 Tassen Hafermehl
- 1/2 Teelöffel Backpulver
- 1/2 Teelöffel gemahlene Kurkuma
- 1/2 Teelöffel gemahlener Ingwer
- 1/4 Teelöffel Salz
- 1/2 Tasse Kokosöl, geschmolzen
- 1/2 Tasse Kokosnusszucker
- 1 Ei
- 1 Teelöffel Vanilleextrakt

Anweisungen:

1. Heizen Sie den Ofen auf 175 °C (350 °F) vor und legen Sie ein Backblech mit Backpapier aus.
2. In einer mittelgroßen Schüssel Hafermehl, Backpulver, Kurkuma, Ingwer und Salz verquirlen.
3. In einer separaten Schüssel das geschmolzene Kokosöl und den Kokoszucker gut vermischen.
4. Ei und Vanilleextrakt unterrühren.
5. Nach und nach die trockenen Zutaten zu den feuchten Zutaten geben und verrühren, bis ein Teig entsteht.
6. Geben Sie den Teig löffelweise auf das vorbereitete Backblech.
7. 10-12 Minuten backen oder bis die Ränder goldbraun sind.
8. Lassen Sie die Kekse einige Minuten auf dem Backblech abkühlen, bevor Sie sie zum vollständigen Abkühlen auf ein Kuchengitter legen.

Vorteile: Diese Kekse enthalten entzündungshemmende Gewürze wie Kurkuma und Ingwer, was sie zu einer gesunden Leckerbissenoption macht. Hafermehl ist reich an Ballaststoffen und stellt eine glutenfreie Alternative zu Weizenmehl dar.

---

4. Einfache und sättigende Desserts

A. Bananen-Nice-Creme

Zutaten:

- 4 reife Bananen, in Scheiben geschnitten und gefroren
- 1 Teelöffel Vanilleextrakt
- 1 Esslöffel Mandelmilch (optional)
- Dunkle Schokoladenraspeln (optional)

Anweisungen:

1. Geben Sie die gefrorenen Bananenscheiben in eine Küchenmaschine.
2. Mixen, bis die Bananen zerfallen und cremig werden. Möglicherweise müssen Sie ein paar Mal anhalten und die Seiten abkratzen.
3. Den Vanilleextrakt hinzufügen und glatt rühren. Wenn die Mischung zu dick ist, fügen Sie jeweils einen Esslöffel Mandelmilch hinzu.
4. Sofort servieren, nach Belieben mit dunklen Schokoladenraspeln garnieren.

Vorteile: Dieses „Nice Cream" ist eine milchfreie, kalorienarme Alternative zu herkömmlichem Eis. Bananen sind reich an Kalium und sorgen für natürliche Süße.

B. Beeren-Chia-Samen-Marmelade

Zutaten:

- 2 Tassen gemischte Beeren (frisch oder gefroren)
- 2 Esslöffel Chiasamen
- 1-2 Esslöffel Honig oder Ahornsirup
- 1 Teelöffel Zitronensaft

Anweisungen:

1. Kochen Sie die Beeren in einem kleinen Topf bei mittlerer Hitze etwa 5–10 Minuten lang, bis sie zerfallen und sirupartig werden.
2. Zerstampfen Sie die Beeren mit einer Gabel oder einem Kartoffelstampfer bis zur gewünschten Konsistenz.
3. Chiasamen, Honig oder Ahornsirup und Zitronensaft unterrühren.
4. Vom Herd nehmen und die Mischung 5–10 Minuten ruhen lassen, damit sie eindickt.
5. In ein Glas umfüllen und im Kühlschrank aufbewahren. Die Marmelade wird beim Abkühlen immer dicker.
6. Auf Toast, Joghurt oder als Belag für Desserts servieren.

Vorteile: Diese Chiasamen-Marmelade ist eine gesunde Alternative zu im Laden gekauften Marmeladen, die oft Zuckerzusätze und Konservierungsstoffe enthalten. Beeren und Chiasamen liefern Antioxidantien, Ballaststoffe und Omega-3-Fettsäuren.

Diese Dessertrezepte bieten eine Vielzahl gesunder, entzündungshemmender Optionen, um Ihr Verlangen nach Süßem zu stillen und gleichzeitig Ihre allgemeine Gesundheit und Ihr Wohlbefinden zu unterstützen. Jede Leckerei ist köstlich, nahrhaft und einfach zuzubereiten.

KAPITEL 9

SPEISEPLÄNE UND ERNÄHRUNGSSTRATEGIEN

Die wirksame Behandlung von Riesenzellarteriitis (GCA) und Polymyalgia rheumatica (PMR) erfordert eine sorgfältige Planung und Ernährungsstrategien. Dieses Kapitel enthält umfassende Speisepläne, Tipps zur individuellen Gestaltung, Strategien für das Essen auswärts und Anleitungen zur Überwachung und Anpassung Ihrer Ernährung.

---

1. Wöchentliche Speisepläne für Anfänger

Der Beginn einer neuen Diät kann überwältigend sein, aber ein strukturierter Plan macht es einfacher. Nachfolgend finden Sie Beispiel-Essenspläne für eine Woche, die für eine ausgewogene Ernährung bei gleichzeitiger Behandlung von Entzündungen sorgen sollen.

Speiseplan für Woche 1

Tag 1:

- **Frühstück:** Griechischer Joghurt und Beerenparfait
- **Snack:** Apfelscheiben mit Mandelbutter
- **Mittagessen:** Quinoa-Kichererbsen-Salat
- **Snack:** Hummus mit Karottenstiften
- **Abendessen:** Gebackener Lachs mit geröstetem Gemüse
- **Nachtisch:** Dunkles Schokoladen-Avocado-Mousse

Tag 2:

- **Frühstück:** Mandelmehl-Blaubeer-Muffins
- **Snack:** Gurken- und Räucherlachshäppchen
- **Mittagessen:** Linsensuppe
- **Snack:** Energieriegel aus Nüssen und Samen
- **Abendessen:** Truthahn-Gemüse-Shepherd-Pie
- **Nachtisch:** Bratäpfel mit Zimt und Walnüssen

Tag 3:

- **Frühstück:** Kurkuma-Ingwer-Smoothie
- **Snack:** Kokos-Chia-Pudding
- **Mittagessen:** Gegrilltes Hähnchen-Wrap mit Avocado
- **Snack:** Gefüllte Mini-Paprika
- **Abendessen:** Gegrillte Pfirsiche mit Honig und Joghurt
- **Nachtisch:** Beeren-Chia-Samen-Marmelade auf Vollkorn-Toast

Tag 4:

- **Frühstück:** Haferflocken mit frischem Obst und Nüssen
- **Snack:** Dunkle Schokoladen- und Nusscluster
- **Mittagessen:** Mit Spinat und Feta gefüllte Paprika
- **Snack:** Avocado-Edamame-Dip mit Gemüsesticks
- **Abendessen:** Zucchininudeln mit Pesto und Garnelen
- **Nachtisch:** Bananen-Nice-Creme

Tag 5:

- **Frühstück:** Vollkornpfannkuchen mit Beeren
- **Snack:** Griechischer Joghurt mit Honig und Walnüssen
- **Mittagessen:** Herzhafter Gemüseeintopf
- **Snack:** Mandelbutter auf Reiskuchen
- **Abendessen:** Hähnchen-Quinoa-Pfanne
- **Nachtisch:** Kokos-Chia-Pudding

Tag 6:

- **Frühstück:** Smoothie Bowl mit gemischten Früchten und Samen
- **Snack:** Gebackene süße Kartoffel Chips
- **Mittagessen:** Grünkohl-Quinoa-Salat
- **Snack:** Dunkles Schokoladen-Avocado-Mousse
- **Abendessen:** Truthahn Chili
- **Nachtisch:** Mandelmehl-Blaubeer-Muffins

Tag 7:

- **Frühstück:** Chia-Samen-Pudding mit Mango
- **Snack:** Frische Gemüsesticks mit Hummus
- **Mittagessen:** Gebackener Kabeljau mit Zitrone und Spargel
- **Snack:** Energieriegel aus Nüssen und Samen
- **Abendessen:** Gegrilltes Gemüse und Tofu
- **Nachtisch:** Bratäpfel mit Zimt und Walnüssen

2. Anpassen Ihres Diätplans

Die Ernährungsbedürfnisse und Vorlieben jedes Menschen sind unterschiedlich. Um Ihren Ernährungsplan individuell anzupassen, müssen Sie die Reaktionen, Vorlieben und Ernährungsbedürfnisse Ihres Körpers verstehen.

Bewerten Sie Ihre Bedürfnisse:

- **Identifizieren Sie auslösende Lebensmittel:** Führen Sie ein Ernährungstagebuch, um alle Lebensmittel zu notieren, die Symptome oder Beschwerden verursachen.
- **Verstehen Sie Ihre Ernährungsbedürfnisse:** Berücksichtigen Sie etwaige Mängel oder zusätzlichen Bedarf, z. B. Protein für den Muskelerhalt oder Omega-3-Fettsäuren gegen Entzündungen.

Persönliche Vorlieben:

- **Geschmacks- und Texturpräferenzen:** Passen Sie die Rezepte an Ihren Geschmack an. Tauschen Sie beispielsweise die Zutaten in Smoothies oder Salaten nach Ihrem Geschmack aus.
- **Kulturelle und diätetische Einschränkungen:** Passen Sie Speisepläne an, um diätetischen Einschränkungen Rechnung zu tragen (z. B. glutenfrei, vegetarisch, vegan).

Teil Kontrolle:

- Passen Sie die Portionen an Ihren Energiebedarf, Ihr Aktivitätsniveau und Ihre Gewichtsmanagementziele an.

Flexibilität:

- Ermöglichen Sie Flexibilität bei der Essensplanung, um unerwarteten Ereignissen oder Heißhungerattacken gerecht zu werden. Wählen Sie bei Bedarf gesündere Alternativen.

---

3. Tipps für Restaurantbesuche und geselliges Essen

Die Einhaltung Ihrer Ernährung beim Essen gehen oder bei gesellschaftlichen Veranstaltungen kann eine Herausforderung sein. Hier sind einige Strategien, die Ihnen helfen, auf dem richtigen Weg zu bleiben.

Vor dem Essen gehen:

- **Forschungsmenüs:** Sehen Sie sich die Speisekarte des Restaurants online an und entscheiden Sie sich im Voraus für gesündere Optionen.

- **Essen Sie einen kleinen Snack:** Bevor Sie ausgehen, sollten Sie einen kleinen, gesunden Snack zu sich nehmen, um nicht zu viel zu essen.

Im Restaurant:

- **Wählen Sie mit Bedacht:** Entscheiden Sie sich für gegrillte, gebackene oder gedünstete Gerichte anstelle von Frittierten. Fragen Sie nach Dressings und Saucen als Beilage.
- **Kontrollanteile:** Erwägen Sie, Gerichte zu teilen oder die Hälfte Ihrer Mahlzeit mit nach Hause zu nehmen.
- **Bestellungen anpassen:** Zögern Sie nicht, nach Änderungen zu fragen, z. B. nach zusätzlichem Gemüse oder einem Beilagensalat anstelle von Pommes.

Bei gesellschaftlichen Veranstaltungen:

- **Bringen Sie ein Gericht mit:** Bieten Sie an, ein gesundes Gericht mitzubringen, das Sie genießen und mit anderen teilen können.
- **Sehen Sie sich die Optionen an:** Schauen Sie sich alle verfügbaren Lebensmittel an, bevor Sie entscheiden, was Sie essen möchten. Füllen Sie Ihren Teller zuerst mit gesunden Optionen.
- **Trinke genug:** Trinken Sie während der gesamten Veranstaltung Wasser, um ausreichend Flüssigkeit zu sich zu nehmen und der Versuchung vorzubeugen, zu viel zu essen.

---

4. Überwachung und Anpassung Ihrer Ernährung

Die kontinuierliche Überwachung Ihrer Ernährung und die Vornahme notwendiger Anpassungen ist entscheidend für den langfristigen Erfolg bei der Behandlung von GCA und PMR.

Führen Sie ein Ernährungstagebuch:

- **Verfolgen Sie Mahlzeiten und Symptome:** Beachten Sie, was Sie essen und welche Symptome auftreten. Dies hilft, auslösende Lebensmittel zu identifizieren.
- **Überwachen Sie die Nährstoffaufnahme:** Stellen Sie sicher, dass Sie eine ausgewogene Ernährung mit ausreichend Vitaminen, Mineralien, Proteinen und gesunden Fetten erhalten.

Regelmäßige Check-Ins:

- **Bewerten Sie den Fortschritt:** Bewerten Sie regelmäßig, wie sich Ihre Ernährung auf Ihre Symptome und Ihr allgemeines Wohlbefinden auswirkt.
- **Portionen und Zutaten anpassen:** Passen Sie die Portionsgrößen oder Zutaten entsprechend Ihrem Energieniveau, Ihren Gewichtsveränderungen und Ihrem Symptommanagement an.

Konsultieren Sie Gesundheitsdienstleister:

- **Regelmäßige Beratungen:** Lassen Sie sich regelmäßig von Ihrem Arzt oder einem registrierten Ernährungsberater beraten, um Ihre Fortschritte und alle notwendigen Ernährungsumstellungen zu besprechen.
- **Labortests:** Überprüfen Sie regelmäßig Ihre Blutwerte, um Entzündungsmarker und Nährstoffwerte zu überwachen.

Bleib informiert:

- **Bilde dich:** Bleiben Sie über die neuesten Forschungsergebnisse und Ernährungsempfehlungen zur Behandlung von GCA und PMR auf dem Laufenden.
- **Treten Sie Selbsthilfegruppen bei:** Vernetzen Sie sich mit anderen, die ähnliche Bedingungen haben, um Unterstützung, Tipps und neue Rezepte zu erhalten.

Indem Sie diese Speisepläne und Ernährungsstrategien befolgen, können Sie GCA und PMR effektiv verwalten und gleichzeitig köstliche und nahrhafte Lebensmittel genießen. Konsistenz und Anpassungsfähigkeit sind der Schlüssel zu einer gesunden und ausgewogenen Ernährung.

KAPITEL 10

LIFESTYLE-TIPPS FÜR DEN UMGANG MIT GCA UND PMR

Die Behandlung von Riesenzellarteriitis (GCA) und Polymyalgia Rheumatica (PMR) umfasst mehr als nur eine Ernährungsumstellung. Änderungen des Lebensstils sind entscheidend für die wirksame Behandlung der Symptome und die Verbesserung des allgemeinen Wohlbefindens. Dieses Kapitel bietet detaillierte und praktische Einblicke in die Integration von Bewegung, den Umgang mit Stress, die Priorisierung des Schlafs und den Aufbau eines Unterstützungssystems.

1. Die Rolle von Bewegung und körperlicher Aktivität

Bewegung spielt eine entscheidende Rolle bei der Bewältigung der Symptome, der Verbesserung der Mobilität und der Verbesserung der allgemeinen Gesundheit von Personen mit GCA und PMR. So integrieren Sie Bewegung in Ihre Routine:

Übungsarten:

- **Aerobic Übung:** Nehmen Sie an sanften Aktivitäten wie Gehen, Schwimmen oder Radfahren teil, um die Herz-Kreislauf-Gesundheit und Ausdauer zu verbessern.
- **Krafttraining:** Integrieren Sie Widerstandsübungen mit leichten Gewichten oder Widerstandsbändern, um Muskelkraft und Gelenkflexibilität zu erhalten.
- **Flexibilitätsübungen:** Führen Sie sanfte Dehnübungen durch, um die Bewegungsfreiheit zu verbessern und Steifheit zu reduzieren.

Übungsrichtlinien:

- **Beginnen Sie langsam:** Beginnen Sie mit kurzen Sitzungen geringer Intensität und erhöhen Sie die Dauer und Intensität schrittweise, je nach Verträglichkeit.
- **Hören Sie auf Ihren Körper:** Achten Sie darauf, wie Ihr Körper auf das Training reagiert und passen Sie die Intensität oder Dauer entsprechend an.
- **Seien Sie konsequent:** Streben Sie nach regelmäßigen Trainingseinheiten mehrmals pro Woche, um von den Vorteilen zu profitieren.

2. Stressbewältigungs- und Achtsamkeitspraktiken

Chronischer Stress kann die Symptome von GCA und PMR verschlimmern. Der Einsatz von Stressbewältigungstechniken und Achtsamkeitsübungen kann dazu beitragen, den Stresspegel zu reduzieren und das allgemeine Wohlbefinden zu verbessern:

Techniken zur Stressreduzierung:

- **Tiefes Atmen:** Machen Sie tiefe Atemübungen, um die Entspannung zu fördern und Verspannungen abzubauen.
- **Achtsamkeitsmeditation:** Nehmen Sie sich jeden Tag Zeit für Achtsamkeitsmeditation, um Achtsamkeit und Ruhe zu fördern.
- **Progressive Muskelentspannung:** Lernen Sie, Muskelgruppen systematisch anzuspannen und zu entspannen, um körperliche Spannungen zu lösen.
- **Yoga oder Tai Chi:** Machen Sie sanfte Körper-Geist-Übungen wie Yoga oder Tai Chi, um Stress abzubauen und die Flexibilität zu verbessern.

Tipps zur Stressbewältigung:

- **Priorisieren Sie die Selbstfürsorge:** Nehmen Sie sich Zeit für Aktivitäten, die Ihnen Freude und Entspannung bereiten, wie zum Beispiel Lesen, Gartenarbeit oder Zeit mit Ihren Lieben verbringen.
- **Grenzen setzen:** Lernen Sie, Nein zu zusätzlichen Verpflichtungen oder Verpflichtungen zu sagen, die übermäßigen Stress verursachen.
- **Unterstützung suchen:** Wenden Sie sich in stressigen Zeiten an Freunde, Familienmitglieder oder einen Therapeuten, um Unterstützung und Anleitung zu erhalten.

3. Bedeutung von Schlaf und Ruhe

Guter Schlaf ist für die Linderung der Symptome und die Förderung der allgemeinen Gesundheit unerlässlich. Befolgen Sie diese Tipps, um die Schlafqualität zu verbessern:

Tipps zur Schlafhygiene:

- **Richten Sie eine Routine ein:** Halten Sie einen konsistenten Schlafplan ein, indem Sie jeden Tag zur gleichen Zeit ins Bett gehen und aufstehen.
- **Schaffen Sie eine entspannende Umgebung:** Gestalten Sie Ihr Schlafzimmer schlaffördernd, indem Sie es dunkel, ruhig und kühl halten.
- **Stimulanzien begrenzen:** Vermeiden Sie Koffein, Nikotin und elektronische Geräte vor dem Schlafengehen, da diese den Schlaf beeinträchtigen können.
- **Üben Sie Entspannungstechniken:** Entspannen Sie sich vor dem Schlafengehen mit Entspannungstechniken wie Lesen, einem warmen Bad oder tiefen Atemübungen.

Ruhe und Erholung:

- **Hören Sie auf Ihren Körper:** Achten Sie auf Anzeichen von Müdigkeit oder Schmerzen und gönnen Sie sich bei Bedarf eine Pause.
- **Halte Dich zurück:** Teilen Sie Aufgaben in überschaubare Abschnitte auf und machen Sie regelmäßig Pausen, um Überanstrengung vorzubeugen.
- **Priorisieren Sie erholsame Aktivitäten:** Integrieren Sie Entspannung in Ihren Alltag, sei es durch Meditation, sanfte Dehnübungen oder einfach einen ruhigen Moment für sich.

4. Aufbau eines Unterstützungssystems

Ein starkes Unterstützungssystem kann bei der Behandlung von GCA und PMR emotionale, praktische und soziale Unterstützung bieten:

Arten der Unterstützung:

- **Familie und Freunde:** Verlassen Sie sich auf Ihre Lieben, wenn es um emotionale Unterstützung, Kameradschaft und Unterstützung bei alltäglichen Aufgaben geht.
- **Gesundheitsdienstleister:** Bauen Sie eine kooperative Beziehung mit Ihrem Gesundheitsteam auf, einschließlich Ihres Hausarztes, Rheumatologen und anderer an Ihrer Pflege beteiligter Spezialisten.
- **Selbsthilfegruppen:** Treten Sie lokalen oder Online-Selbsthilfegruppen für Menschen mit GCA und PMR bei, um mit anderen in Kontakt zu treten, Erfahrungen auszutauschen und wertvolle Erkenntnisse und Ressourcen zu gewinnen.
- **Therapie:** Ziehen Sie eine Einzel- oder Gruppentherapie in Betracht, um Emotionen zu verarbeiten, Bewältigungsstrategien zu

erlernen und Widerstandsfähigkeit bei der Bewältigung chronischer Gesundheitszustände zu entwickeln.

Kommunikation und Interessenvertretung:

- **Offene Kommunikation:** Kommunizieren Sie offen mit Ihrem Support-Netzwerk über Ihre Bedürfnisse, Herausforderungen und Ziele.
- **Informieren Sie andere:** Helfen Sie dabei, Familie, Freunde und Betreuer über GCA und PMR aufzuklären, um Verständnis und Unterstützung zu fördern.
- **Setzen Sie sich für sich selbst ein:** Nehmen Sie eine aktive Rolle bei Ihren Gesundheitsentscheidungen ein, stellen Sie Fragen und setzen Sie sich für die Unterstützung und Ressourcen ein, die Sie zur effektiven Behandlung Ihrer Erkrankung benötigen.

Indem Sie diese detaillierten Lifestyle-Tipps in Ihren Alltag integrieren, können Sie GCA und PMR effektiv verwalten und gleichzeitig Ihre allgemeine Lebensqualität verbessern. Beständigkeit, Geduld und Selbstfürsorge sind der Schlüssel zum Erreichen eines langfristigen Wohlbefindens.

KAPITEL 11

Dieses Kapitel befasst sich mit häufigen Ernährungsproblemen, bietet Anleitungen zur Anpassung von Rezepten für spezielle Diäten und bietet Tipps zur Fehlerbehebung für eine erfolgreiche Befolgung des Riesenzellarteriitis-Diät-Kochbuchs (GCA). Lassen Sie uns jeden Unterabschnitt einzeln betrachten:

Häufige Ernährungsbedenken

Bei der Behandlung von Riesenzellarteriitis (GCA) und Polymyalgia Rheumatica (PMR) durch Ernährungsumstellung ist es wichtig, auf häufige Ernährungsprobleme einzugehen. Lassen Sie uns diese Bedenken genauer untersuchen:

1. Geschmackvolle Mahlzeiten:
Das GCA-Diät-Kochbuch legt Wert auf geschmackvolle Mahlzeiten, ohne gesundheitliche Ziele zu gefährden. Durch die sorgfältige Auswahl von Kräutern, Gewürzen und nährstoffreichen Zutaten ist jedes Rezept darauf ausgelegt, Ihren Gaumen zu erfreuen und gleichzeitig Ihr Wohlbefinden zu unterstützen. Von kräftigen Salaten voller frischer Produkte bis hin zu herzhaften Suppen und aromatischen Hauptgerichten gibt es eine vielfältige Auswahl an köstlichen Optionen zu entdecken. Das Kochbuch fördert die Kreativität in der Küche und ermöglicht es Ihnen, eine Vielfalt an Geschmacksrichtungen und Texturen zu genießen und dabei Ihre Ernährungsrichtlinien einzuhalten.

2. Trigger-Lebensmittel meiden:
Bei der Befolgung des GCA-Diät-Kochbuchs ist es wichtig, auf mögliche auslösende Lebensmittel zu achten, die Entzündungssymptome

verschlimmern können. Verarbeitete Lebensmittel, raffinierter Zucker, Transfette und natriumreiche Mahlzeiten sind häufige Auslöser, die bekanntermaßen zu Entzündungen und Beschwerden beitragen. Indem Sie auf die Reaktionen Ihres Körpers achten und ein Ernährungstagebuch führen, können Sie bestimmte Lebensmittel identifizieren, die Nebenwirkungen auslösen können, und Ihre Ernährung entsprechend anpassen. Darüber hinaus kann die Konsultation eines medizinischen Fachpersonals oder eines registrierten Ernährungsberaters eine individuelle Beratung bei der Auswahl potenziell auslösender Lebensmittel und beim Treffen fundierter Ernährungsentscheidungen bieten.

3. Angemessenheit der Ernährung:
Um die allgemeine Gesundheit zu unterstützen und die Symptome von GCA und PMR zu bewältigen, ist es von grundlegender Bedeutung, sicherzustellen, dass Ihre Ernährung Ihren Ernährungsbedürfnissen entspricht. Das GCA-Diät-Kochbuch betont die Bedeutung einer ausgewogenen Ernährung, die reich an essentiellen Nährstoffen ist. Um eine optimale Ernährung zu erreichen, konzentrieren Sie sich darauf, eine vielfältige Auswahl an buntem Obst, Gemüse, Vollkornprodukten, magerem Eiweiß und gesunden Fetten in Ihre Mahlzeiten zu integrieren. Wenn Sie auf die Portionsgrößen achten, ausreichend Flüssigkeit zu sich nehmen und unter Anleitung eines Arztes über die Verwendung von Nahrungsergänzungsmitteln nachdenken, können Sie Ihre Ernährungsziele weiter unterstützen. Darüber hinaus kann eine regelmäßige Überprüfung Ihrer Nahrungsaufnahme und die Überwachung wichtiger Nährstoffe dabei helfen, potenzielle Mängel zu erkennen und Anpassungen an Ihrem Ernährungsplan vorzunehmen.

F: Kann ich trotzdem schmackhafte Mahlzeiten genießen, wenn ich das GCA-Diät-Kochbuch befolge? A: Auf jeden Fall! Die Rezepte in diesem Kochbuch sind sowohl köstlich als auch gesundheitsfördernd. Durch die Verwendung einer vielfältigen Auswahl an Kräutern, Gewürzen und gesunden Zutaten können Sie Gerichte voller Geschmack zubereiten und dabei Ihre Ernährungsrichtlinien einhalten.

F: Gibt es Lebensmittel, die ich komplett meiden sollte? A: Während das GCA-Diät-Kochbuch den Schwerpunkt auf entzündungshemmende Inhaltsstoffe legt, ist es wichtig, auf individuelle Toleranzen zu achten. Bei manchen Menschen kann es vorkommen, dass bestimmte Nahrungsmittel die Entzündungssymptome verschlimmern. Häufige auslösende Lebensmittel sind verarbeitete Lebensmittel, raffinierter Zucker und übermäßiger Alkoholkonsum. Es ist ratsam, auf Ihren Körper zu hören und durch einen Ausscheidungsprozess mögliche auslösende Lebensmittel zu identifizieren.

F: Wie kann ich sicherstellen, dass ich bei dieser Diät genügend Nährstoffe zu mir nehme? A: Die Aufrechterhaltung einer ausgewogenen und abwechslungsreichen Ernährung ist der Schlüssel zur Deckung Ihres Nährstoffbedarfs unter Einhaltung des GCA-Diät-Kochbuchs. Versuchen Sie, eine vielfältige Auswahl an Obst, Gemüse, Vollkornprodukten, magerem Eiweiß und gesunden Fetten in Ihre Mahlzeiten einzubauen. Wenn Sie besondere Bedenken hinsichtlich der Erfüllung Ihres Ernährungsbedarfs haben, sollten Sie sich für eine individuelle Beratung an einen registrierten Ernährungsberater wenden.

2. Anpassung von Rezepten für spezielle Diäten

Für Personen mit besonderen Ernährungsbedürfnissen bietet das GCA-Diätkochbuch Flexibilität und Anpassungsfähigkeit. Ganz gleich, ob Sie unter Nahrungsmittelallergien oder -unverträglichkeiten leiden oder sich einem bestimmten Ernährungsmuster wie vegetarisch, vegan oder kohlenhydratarm ernähren, viele Rezepte können an Ihre Bedürfnisse angepasst werden. Beispielsweise können Milchprodukte durch milchfreie Alternativen, Weizenmehl durch glutenfreie Mehle und tierische Produkte durch pflanzliche Proteine ersetzt werden. Darüber hinaus können Rezepte angepasst werden, um den Wünschen nach einem niedrigeren Natrium-, Zucker- oder Fettgehalt Rechnung zu tragen. Durch das Experimentieren mit alternativen Zutaten und das Ausprobieren verschiedener Kochtechniken können Sie Rezepte an Ihre individuellen Ernährungsbedürfnisse anpassen und gleichzeitig den Geschmack und die Nährstoffe genießen

F: Ich habe Nahrungsmittelallergien. Kann ich die Rezepte in diesem Kochbuch weiterhin verwenden? A: Auf jeden Fall! Viele Rezepte im GCA-Diät-Kochbuch können leicht an Nahrungsmittelallergien oder -unverträglichkeiten angepasst werden. Sie können beispielsweise Milchprodukte durch milchfreie Alternativen, Weizenmehl durch glutenfreie Mehle ersetzen oder Zutaten weglassen, die Allergien auslösen.

F: Gibt es in diesem Kochbuch Optionen für Vegetarier oder Veganer? A: Ja! Einige Rezepte in diesem Kochbuch sind vegetarisch oder vegan, andere können leicht abgeändert werden, indem tierische Produkte durch pflanzliche Zutaten ersetzt werden. Suchen Sie nach Rezepten, die als vegetarisch oder vegan gekennzeichnet sind, und experimentieren Sie gerne mit pflanzlichen Alternativen, die Ihren Ernährungsvorlieben entsprechen.

F: Ich ernähre mich kohlenhydratarm. Kann ich diese Rezepte trotzdem in meinen Speiseplan integrieren? A: Auf jeden Fall! Während einige Rezepte in diesem Kochbuch möglicherweise Kohlenhydrate enthalten, gibt es zahlreiche Optionen, die für Personen geeignet sind, die eine kohlenhydratarme Diät einhalten. Konzentrieren Sie sich auf Rezepte, bei denen Eiweiß, gesunde Fette und nicht stärkehaltiges Gemüse im Vordergrund stehen, und passen Sie die Portionsgrößen nach Bedarf an Ihre Ernährungspräferenzen an.

3. Fehlerbehebung und Tipps zum Erfolg

Der Beginn einer Ernährungsreise kann manchmal mit Herausforderungen und Hindernissen verbunden sein. Mit den richtigen Strategien und Tipps können Sie diese Hürden jedoch überwinden und Erfolge erzielen. Häufige Herausforderungen können sein, dass es schwierig ist, bestimmte Zutaten zu finden, sich an den Essensplan zu halten oder die erwarteten Ergebnisse nicht zu erzielen. Beachten Sie zur Behebung dieser Probleme die folgenden Tipps:

- **Zutatenersatz:** Wenn Sie Schwierigkeiten haben, bestimmte Zutaten zu finden, erkunden Sie alternative Optionen, die in Ihrer Nähe leicht verfügbar sind. Seien Sie kreativ und experimentieren Sie mit Substitutionen, um ähnliche Geschmacksrichtungen und Texturen zu erzielen.
- **Motiviert bleiben:** Die Aufrechterhaltung der Motivation ist der Schlüssel zur Einhaltung Ihres Ernährungsplans. Setzen Sie sich realistische Ziele, feiern Sie Ihre Erfolge und bitten Sie Freunde, Familie oder Online-Communitys um Unterstützung. Denken Sie daran, sich auf die positiven Veränderungen zu konzentrieren, die Sie für Ihre Gesundheit bewirken.
- **Überwachung der Fortschritte:** Wenn Sie nicht die gewünschten Ergebnisse sehen, überdenken Sie Ihre Ernährungs- und Lebensgewohnheiten. Befolgen Sie den Essensplan konsequent? Integrieren Sie körperliche Aktivität und gehen effektiv mit Stress um? Kleine Anpassungen und die Treue zu Ihren Zielen können zu langfristigem Erfolg führen.

F: Ich habe Schwierigkeiten, einige der in den Rezepten aufgeführten Zutaten zu finden. Was soll ich machen? A: Wenn bestimmte Zutaten nicht verfügbar sind, machen Sie sich keine Sorgen! Viele Rezepte können angepasst werden, indem ähnliche Zutaten verwendet werden, die in Ihrer Region leicht erhältlich sind. Seien Sie kreativ und experimentieren Sie mit alternativen Zutaten, um vergleichbare Geschmacksrichtungen und Texturen zu erzielen.

F: Es fällt mir schwer, mich an den Essensplan zu halten. Irgendwelche Tipps, um motiviert zu bleiben? A: Sich an eine neue Ernährungsweise zu halten, kann besonders am Anfang eine Herausforderung sein. Um die Motivation aufrechtzuerhalten, konzentrieren Sie sich auf die positiven Veränderungen, die Sie für Ihre Gesundheit bewirken, und feiern Sie dabei Ihre Erfolge. Setzen Sie sich erreichbare Ziele, holen Sie sich die Unterstützung von Freunden und Familie und belohnen Sie sich dafür, dass Sie sich weiterhin für Ihre Gesundheitsreise engagieren.

F: Ich sehe nicht die erwarteten Ergebnisse. Was mache ich falsch? A: Das Erreichen von Gesundheitszielen erfordert Zeit und Geduld. Lassen Sie sich also nicht entmutigen, wenn die Fortschritte langsamer sind als erwartet. Denken Sie über Ihre Ernährungs- und Lebensgewohnheiten nach, um Verbesserungsmöglichkeiten zu identifizieren. Befolgen Sie den Essensplan konsequent? Treiben Sie regelmäßig Sport und gehen effektiv mit Stress um? Kleine Anpassungen und die Treue zu Ihren Zielen können zu langfristigem Erfolg führen.

Diese FAQ-Abschnitte bieten detaillierte Antworten auf häufige Bedenken, die bei der Befolgung des GCA-Diät-Kochbuchs auftreten. Indem die Leser jede Frage einzeln beantworten, können sie praktische Lösungen für ihre spezifischen Ernährungsbedürfnisse und -herausforderungen finden.

KAPITEL 12

RESSOURCEN UND WEITERFÜHRENDE LITERATUR

Die Erkundung zusätzlicher Ressourcen und weiterer Lesematerialien kann unschätzbare Unterstützung und Informationen für die Behandlung von Riesenzellarteriitis (GCA) und Polymyalgia Rheumatica (PMR) liefern. Lassen Sie uns jeden Aspekt im Detail beleuchten:

1. Empfohlene Bücher und Websites:

Bücher:
Tauchen Sie tiefer in das Verständnis von GCA und PMR ein, indem Sie eine Auswahl empfohlener Bücher erkunden, die von medizinischem Fachpersonal, Forschern und Personen mit praktischer Erfahrung verfasst wurden. Diese Bücher decken ein breites Themenspektrum ab, darunter Krankheitsmanagement, Symptomlinderung, Ernährungsstrategien und Bewältigungsmechanismen. Suchen Sie nach Titeln, die evidenzbasierte Informationen, praktische Tipps und persönliche Anekdoten bieten, die Sie auf Ihrer Reise mit GCA und PMR begleiten.

Websites:
Entdecken Sie maßgebliche Websites zum Thema GCA und PMR, die von medizinischen Einrichtungen, Patientenorganisationen und Forschungsstiftungen kuratiert werden. Diese Websites bieten aktuelle Informationen, Bildungsressourcen und Unterstützungsnetzwerke für Personen, die von diesen Erkrankungen betroffen sind. Entdecken Sie umfassende Artikel, Informationsblätter und Multimedia-Ressourcen, um Ihr Verständnis von GCA und PMR zu vertiefen. Beteiligen Sie sich außerdem an Online-Foren, Chatrooms und Social-Media-Gruppen, um mit anderen in Kontakt zu treten, Erfahrungen auszutauschen und auf Peer-Support zuzugreifen.

2. Selbsthilfegruppen und Gemeinschaften:

Lokale Selbsthilfegruppen:
Vernetzen Sie sich mit Personen in Ihrer Gemeinde, die mit GCA und PMR leben, indem Sie lokalen Selbsthilfegruppen beitreten. Diese Gruppen treffen sich in der Regel persönlich oder virtuell, um einen sicheren Raum für den Erfahrungsaustausch, den Austausch praktischer Ratschläge und die Bereitstellung emotionaler Unterstützung zu bieten. Nehmen Sie an Gruppendiskussionen, Bildungsseminaren und gesellschaftlichen Veranstaltungen teil, die von lokalen Selbsthilfegruppen organisiert werden, um sinnvolle Kontakte und Kameradschaft zu fördern.

Online-Communitys:
Treten Sie Online-Selbsthilfegruppen und Communities für GCA und PMR bei, um mit einem breiteren Netzwerk von Einzelpersonen aus der ganzen Welt in Kontakt zu treten. Diese virtuellen Communities bieten Foren, Message Boards und Social-Media-Gruppen, in denen Sie mit Mitpatienten, Betreuern und medizinischem Fachpersonal interagieren können. Beteiligen Sie sich an Diskussionen, stellen Sie Fragen und teilen Sie Ressourcen, um Erkenntnisse zu gewinnen, Ermutigung zu finden und unterstützende Beziehungen innerhalb der GCA- und PMR-Community aufzubauen.

3. Professionelle Anleitung und Beratung:

Rheumatologen und Gesundheitsdienstleister:
Wenden Sie sich an Rheumatologen, Hausärzte und andere Gesundheitsdienstleister, die auf Rheumatologie und Autoimmunerkrankungen spezialisiert sind, um professionelle Beratung und Beratung zu erhalten. Vereinbaren Sie regelmäßige Termine, um Ihre Diagnose, Behandlungsoptionen, Medikamentenverwaltung und Strategien zur Symptomlinderung zu besprechen. Ihr Gesundheitsteam kann personalisierte Empfehlungen geben, die auf Ihre spezifischen Bedürfnisse und Gesundheitsziele zugeschnitten sind.

Registrierte Ernährungsberater:
Lassen Sie sich von registrierten Ernährungsberatern beraten, die auf Autoimmunerkrankungen und entzündliche Erkrankungen spezialisiert sind. Ein registrierter Ernährungsberater kann Ihnen bei der Entwicklung eines maßgeschneiderten Ernährungsplans helfen, der Ihre allgemeine Gesundheit unterstützt und auf spezifische Ernährungsbedürfnisse im Zusammenhang mit GCA und PMR eingeht. Erhalten Sie evidenzbasierte Ernährungsberatung, Unterstützung bei der Essensplanung und praktische Tipps zur Einbeziehung entzündungshemmender Lebensmittel in Ihre Ernährung.

Physiotherapeuten und Angehörige der Gesundheitsberufe:
Arbeiten Sie mit Physiotherapeuten und anderen verwandten Gesundheitsexperten zusammen, um ergänzende Therapien und Rehabilitationsstrategien zur Behandlung der Symptome von GCA und PMR zu erkunden. Erhalten Sie personalisierte Übungsrezepte, Mobilitätsübungen und Techniken zur Schmerzbehandlung, um die Gelenkfunktion zu verbessern, Steifheit zu reduzieren und die allgemeine Lebensqualität zu verbessern.

Durch die Erkundung empfohlener Bücher, Websites, Selbsthilfegruppen und professioneller Beratung können Sie auf eine Fülle von Ressourcen und Unterstützung zugreifen, die Sie auf Ihrem Weg mit GCA und PMR unterstützen.

ABSCHLUSS

Wenn Sie Ihre Erkundung der Behandlung von Riesenzellarteriitis (GCA) und Polymyalgia rheumatica (PMR) durch Ernährungsumstellungen und Anpassungen des Lebensstils abschließen, ist es wichtig, über Ihre Reise nachzudenken und optimistisch und entschlossen in die Zukunft zu blicken. Lassen Sie uns jeden Aspekt im Detail beleuchten:

1. Nehmen Sie Ihre Heilungsreise an:

Nehmen Sie sich einen Moment Zeit, um die Belastbarkeit und Entschlossenheit anzuerkennen, die Sie während Ihrer Heilungsreise mit GCA und Polymyalgia Rheumatica (PMR) bewiesen haben. Erkennen Sie den Mut, den es erfordert, sich den Herausforderungen dieser Erkrankungen zu stellen, und die Stärke, die Sie bei der Anpassung an Ernährungsumstellungen und Lebensstilanpassungen gezeigt haben. Nehmen Sie eine Haltung des Selbstmitgefühls und der Selbstermächtigung an, während Sie die Höhen und Tiefen des Umgangs mit Ihrer Gesundheit meistern.

2. Motiviert und engagiert bleiben:

Die Aufrechterhaltung der Motivation und des Engagements für Ihre Gesundheitsziele ist für den langfristigen Erfolg von entscheidender Bedeutung. Setzen Sie realistische Erwartungen an Ihren Fortschritt und feiern Sie jeden noch so kleinen Meilenstein. Bauen Sie ein Unterstützungsnetzwerk aus Freunden, Familie, Gesundheitsdienstleistern und Mitpatienten auf, die Ermutigung, Verantwortung und Verständnis vermitteln können. Denken Sie daran, dass Rückschläge ein natürlicher Teil der Reise sind und dass Ihre Widerstandsfähigkeit in Ihrer Fähigkeit liegt, sich zu erholen und weiter voranzukommen.

99

3. Blick nach vorne: Langfristige Gesundheit und Wohlbefinden:

Wenn Sie in die Zukunft blicken, legen Sie Wert auf Ihre langfristige Gesundheit und Ihr Wohlbefinden, indem Sie nachhaltige Ernährungsgewohnheiten, Änderungen des Lebensstils und Selbstpflegepraktiken in Ihren Alltag integrieren. Priorisieren Sie weiterhin entzündungshemmende Lebensmittel wie Obst, Gemüse, Vollkornprodukte und mageres Eiweiß und minimieren Sie gleichzeitig verarbeitete Lebensmittel, raffinierten Zucker und ungesunde Fette. Treiben Sie regelmäßig Sport, üben Sie Stressbewältigungstechniken wie Achtsamkeit und Meditation und legen Sie für ein optimales Wohlbefinden Wert auf erholsamen Schlaf.

Bleiben Sie über Fortschritte bei Behandlungsoptionen, Forschungsergebnissen und neuen Therapien für GCA und PMR informiert, indem Sie mit medizinischem Fachpersonal, Patientenvertretungsorganisationen und seriösen medizinischen Ressourcen in Kontakt bleiben. Setzen Sie sich für sich selbst ein und beteiligen Sie sich aktiv an Ihren Gesundheitsentscheidungen, um sicherzustellen, dass Ihre Stimme gehört und Ihre Bedürfnisse erfüllt werden.

Denken Sie am Ende Ihrer Reise mit dem Riesenzellarteriitis-Diät-Kochbuch daran, dass Sie mit Ihrem Streben nach Gesundheit und Wohlbefinden nicht allein sind. Indem Sie Ihre Heilungsreise annehmen, motiviert und engagiert bleiben und auf langfristige Gesundheit und Wohlbefinden blicken, können Sie trotz der Herausforderungen durch GCA und PMR ein lebendiges und erfülltes Leben führen.

GLOSSAR DER BEGRIFFE

- **Riesenzellarteriitis (GCA):** Eine chronisch entzündliche Erkrankung, die durch eine Entzündung der mittleren und großen Arterien, insbesondere der Schläfenarterien, gekennzeichnet ist. Zu den Symptomen gehören starke Kopfschmerzen, empfindliche Kopfhaut, Kieferschmerzen und Sehstörungen.

- **Polymyalgia rheumatica (PMR):** Eine entzündliche Erkrankung, die Schmerzen und Steifheit in Schultern, Nacken, Hüften und Oberschenkeln verursacht und häufig mit Müdigkeit, Fieber und Gewichtsverlust einhergeht.

- **Entzündungshemmende Lebensmittel:** Lebensmittel, die reich an Antioxidantien, Vitaminen, Mineralien und Phytonährstoffen sind, die helfen, Entzündungen zu reduzieren. Beispiele hierfür sind Obst, Gemüse, Vollkornprodukte, fetter Fisch, Nüsse, Samen und Olivenöl.

- **Makronährstoffe:** Essentielle Nährstoffe, die der Körper in großen Mengen für die Energieproduktion und das Wachstum benötigt. Zu den Makronährstoffen zählen Kohlenhydrate, Proteine und Fette.

- **Mikronährstoffe:** Essentielle Nährstoffe, die in kleineren Mengen für verschiedene physiologische Funktionen benötigt werden, darunter Vitamine und Mineralien.

- **Phytonährstoffe:** Bioaktive Verbindungen in pflanzlichen Lebensmitteln haben antioxidative und entzündungshemmende Eigenschaften und tragen zum Schutz vor chronischen Krankheiten bei.

- **Glutenfrei:** Eine Diät ohne Gluten, ein Protein, das in Weizen, Gerste, Roggen und verwandten Getreidearten vorkommt und häufig von Personen mit Zöliakie oder Glutenunverträglichkeit eingehalten wird.

101

- **Mittelmeerküche:** Ein Ernährungsmuster mit Schwerpunkt auf Obst, Gemüse, Vollkornprodukten, Hülsenfrüchten, Nüssen, Samen, Olivenöl, Fisch und einem mäßigen Verzehr von Geflügel, Eiern und Milchprodukten.

- **Techniken zur Stressbewältigung:** Strategien und Praktiken zur Stressreduzierung und Förderung der Entspannung, wie Achtsamkeitsmeditation, Atemübungen, Yoga und Tai Chi.

- **Nährstoffreiche Lebensmittel:** Lebensmittel, die im Verhältnis zu ihrem Kaloriengehalt eine hohe Konzentration an essentiellen Nährstoffen enthalten, darunter Obst, Gemüse, Vollkornprodukte, mageres Eiweiß und gesunde Fette.

- **Kortikosteroide:** Medikamente, die verschrieben werden, um Entzündungen zu reduzieren und das Immunsystem bei Erkrankungen wie GCA und PMR zu unterdrücken.

- **Erythrozytensedimentationsrate (ESR):** Ein Bluttest, der die Geschwindigkeit misst, mit der sich rote Blutkörperchen in einem Röhrchen ansiedeln, um eine Entzündung anzuzeigen.

- **C-reaktives Protein (CRP):** Eine Substanz, die von der Leber als Reaktion auf eine Entzündung produziert wird und als Marker für die Krankheitsaktivität bei GCA und PMR verwendet wird.

- **Biopsie der Schläfenarterie:** Bei einem diagnostischen Verfahren wird eine kleine Probe der Schläfenarterie entnommen, um eine Entzündung zu bestätigen, die auf eine GCA hinweist.

- **Prednison:** Ein Kortikosteroid-Medikament, das häufig zur Behandlung von Entzündungen und Symptomen bei GCA und PMR verschrieben wird.

- **Methotrexat:** Ein immunsuppressives Medikament, das als steroidsparendes Mittel bei der Behandlung von GCA und PMR eingesetzt wird.

- **Faser:** Eine Kohlenhydratart in pflanzlichen Lebensmitteln, die die Gesundheit des Verdauungssystems fördert, den Blutzucker reguliert und das Sättigungsgefühl aufrechterhält.

- **Omega-3-Fettsäuren:** Essentielle Fettsäuren mit entzündungshemmenden Eigenschaften, die in fettem Fisch, Leinsamen, Chiasamen und Walnüssen vorkommen.

- **Probiotika:** Nützliche Bakterien, die die Darmgesundheit und die Immunfunktion fördern und in fermentierten Lebensmitteln wie Joghurt, Kefir, Sauerkraut und Kimchi vorkommen.

- **Präbiotika:** Unverdauliche Ballaststoffe in Lebensmitteln, die Probiotika antreiben und deren Wachstum und Aktivität im Darm fördern.

- **Glukokortikoide:** Eine Klasse von Steroidhormonen, die den Stoffwechsel, die Immunfunktion und Entzündungen regulieren. Synthetische Versionen werden in entzündungshemmenden Medikamenten verwendet.

- **Knochendichte:** Ein Maß für die Knochenstärke und -dichte, das oft mit einem DEXA-Scan beurteilt wird und wichtig für Personen ist, die langfristig Kortikosteroide einnehmen.

- **Kalzium:** Ein Mineralstoff, der für die Knochengesundheit, Muskelfunktion und Nervenübertragung unerlässlich ist und für Menschen, bei denen das Risiko eines Knochenschwunds aufgrund von Kortikosteroiden besteht, von entscheidender Bedeutung ist.

- **Vitamin-D:** Ein fettlösliches Vitamin, das für die Kalziumaufnahme und die Knochengesundheit notwendig ist und oft ergänzt wird, um optimale Werte aufrechtzuerhalten.

- **Entzündungsmarker:** Biomarker im Blut, die auf eine Entzündung hinweisen, wie ESR und CRP, werden zur Beurteilung der Krankheitsaktivität und des Ansprechens auf die Behandlung verwendet.

• **Remission:** Ein Zustand deutlich reduzierter oder fehlender Krankheitsaktivität und gut kontrollierter Symptome, ein primäres Behandlungsziel bei GCA und PMR.

• **Rückfall:** Das Wiederauftreten der Symptome nach einer Remissionsphase erfordert eine Anpassung der Medikation und der Behandlungsstrategien.

• **Aufflammen:** Eine plötzliche Verschlimmerung der Symptome, die durch verstärkte Schmerzen, Steifheit und Entzündungen gekennzeichnet ist und sofortige ärztliche Hilfe erfordert.

• **Patientenaufklärung:** Bereitstellung von Informationen, Ressourcen und Unterstützung für Personen mit GCA und PMR, um ihr Verständnis, ihre Behandlungsoptionen und Selbstmanagementstrategien zu verbessern.

• **Autoimmunerkrankung:** Eine Erkrankung, bei der das Immunsystem fälschlicherweise körpereigenes Gewebe angreift, was zu Entzündungen und Schäden führt.

• **Ballaststoffe:** Pflanzliche Kohlenhydrate, die nicht verdaut werden können, fördern eine gesunde Verdauung und beugen Verstopfung vor.

• **Vollkorn:** Getreide, das den gesamten Getreidekern einschließlich Kleie, Keimen und Endosperm enthält und mehr Nährstoffe bietet als raffiniertes Getreide.

• **Schlanke Proteine:** Fettarme Proteinquellen wie Huhn, Truthahn, Fisch, Hülsenfrüchte und Tofu, wichtig für den Muskelerhalt und die Muskelreparatur.

• **Gesunde Fette:** Gesundheitsfördernde Fette, einschließlich einfach ungesättigter und mehrfach ungesättigter Fette, die in Olivenöl, Avocados, Nüssen und fettem Fisch enthalten sind.

• **Verarbeitete Lebensmittel:** Lebensmittel, deren natürlicher Zustand durch die Verarbeitung verändert wurde und die häufig zugesetzten Zucker, ungesunde Fette und Konservierungsstoffe enthalten.

• **Raffinierter Zucker:** Aus natürlichen Quellen gewonnener und verarbeiteter Zucker, der häufig zu Blutzuckerspitzen und verstärkten Entzündungen führt.

• **Oxidativen Stress:** Ein Ungleichgewicht zwischen freien Radikalen und Antioxidantien im Körper führt zu Zellschäden und Entzündungen.

• **Antioxidantien:** Verbindungen, die freie Radikale neutralisieren und oxidativen Stress reduzieren und in Obst, Gemüse, Nüssen und Samen vorkommen.

• **Immunsuppressiva:** Medikamente, die die Aktivität des Immunsystems unterdrücken und zur Behandlung von Autoimmunerkrankungen eingesetzt werden, indem sie Entzündungen reduzieren und Gewebeschäden verhindern.

• **Chronischer Schmerz:** Langfristige Schmerzen, die über den normalen Krankheits- oder Verletzungsverlauf hinaus bestehen und häufig bei Erkrankungen wie GCA und PMR auftreten.

• **Gelenksteife:** Ein häufiges PMR-Symptom, das durch eingeschränkte Beweglichkeit und Gelenkbeschwerden, insbesondere morgens, gekennzeichnet ist.

• **Muskelschwäche:** Eine Abnahme der Muskelkraft, die häufig bei Personen mit PMR aufgrund von Entzündungen und Nichtbeanspruchung auftritt.

• **Ermüdung:** Ein Gefühl anhaltender Müdigkeit und Energielosigkeit, das häufig mit chronisch entzündlichen Erkrankungen wie GCA und PMR verbunden ist.

- **Flüssigkeitszufuhr:** Der Prozess der Aufrechterhaltung eines ausreichenden Flüssigkeitsspiegels im Körper, der für die allgemeine Gesundheit und optimale Körperfunktionen unerlässlich ist.

- **Eliminationsdiät:** Eine Diät, bei der auf bestimmte Lebensmittel oder Lebensmittelgruppen verzichtet wird, bei denen der Verdacht besteht, dass sie unerwünschte Reaktionen hervorrufen, und die zur Erkennung von Lebensmittelunverträglichkeiten verwendet wird.

- **Ganzheitliche Gesundheit:** Ein Gesundheitsansatz, der den gesamten Menschen berücksichtigt, einschließlich des körperlichen, geistigen, emotionalen und sozialen Wohlbefindens.

- **Komplementäre Therapien:** Außergewöhnliche Praktiken, die neben der konventionellen Medizin angewendet werden, wie Akupunktur, Massage und Kräuterheilmittel.

- **Funktionelle Lebensmittel:** Lebensmittel, die über die Grundnahrung hinaus gesundheitliche Vorteile bieten und häufig bioaktive Verbindungen enthalten, die die Gesundheit fördern und Krankheiten vorbeugen.

- **Ernährungsberater:** Ein auf Ernährung und Diätetik spezialisierter Gesundheitsexperte, der individuelle Ernährungsberatung und Essensplanung anbietet.

- **Management chronischer Krankheiten:** Kontinuierliche Pflege und Unterstützung für Menschen mit Langzeiterkrankungen, um die Lebensqualität zu verbessern und Komplikationen vorzubeugen.

www.ingramcontent.com/pod-product-compliance
Lightning Source LLC
Chambersburg PA
CBHW070424240526
45472CB00020B/1184